健康馆

赠 头部挂图 足部挂图

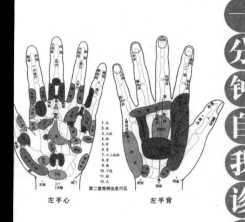

左手心　　　　左手背

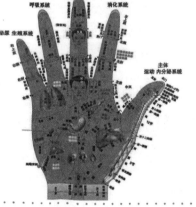

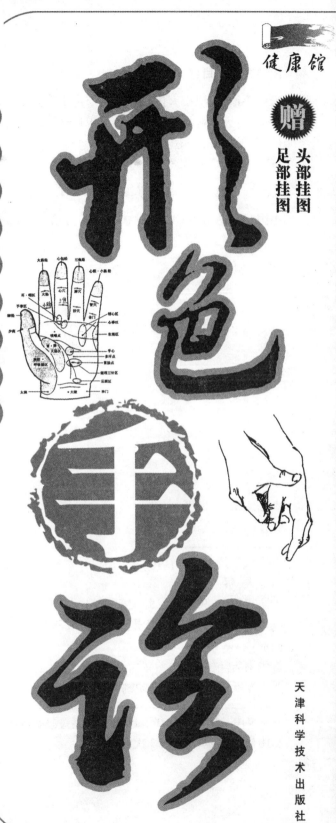

# 形色手诊

一分钟自我诊病丛书

◎ 天津市人体科学学会
形色手诊研究小组

杨　旭　程绍国　陈进生
赵　静　任庭娴　杨方凌　编著

天津科学技术出版社

**图书在版编目(CIP)数据**

形色手诊/天津市人体科学学会形色手诊研究小组,杨旭等编著.
—天津:天津科学技术出版社,1994.3(2010.5 重印)
(一分钟自我诊病丛书)
ISBN 978 - 7 - 5308 - 1453 - 6

I. 形…  II. 天…  III. 掌诊  IV. R241. 29

中国版本图书馆 CIP 数据核字(2004)第 022480 号

责任编辑:王　彤
责任印制:王　莹

天津科学技术出版社出版
出版人:蔡　颢
天津市西康路 35 号　邮编 300051
电话(022)23332372(编辑室)　23332393(发行部)　27217980(邮购部)
网址:www. tjkjcbs. com. cn
新华书店经销
北京龙跃印务有限公司印刷

开本 710×1000　1/16　印张 15　字数 96 000
2010 年 7 月第 1 版第 7 次印刷
定价:29. 80 元

优良的传统要发扬，先进的科技
要吸收，顺应时代的潮流，推陈出新
承前启后，不畏人言，不以势累。

张震寰

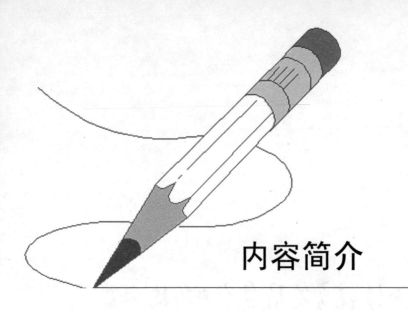

# 内容简介

　　本书运用祖国医学理论知识，中国古典哲学思想和佛、道、儒家学说详细阐述了《形色手诊》知识。全书共分五章：第一章主要介绍形色手诊的研究内容及其意义；第二章介绍形色手诊的基本知识；第三章介绍形色手诊的理论依据；第四章介绍经络的最新研究成果，第五章介绍人体各系统的形色手诊的诊病方法；第六章介绍了手疗保健操。

# 序

天津市人体科学学会理事长
谭成章

　　形色手诊是祖国传统医学中的一大分支，它与耳诊、鼻诊等同属当前称之为"人体全息"诊断之列，是我中华民族积数千年来医疗实践之宝贵经验。在经验积累的漫长过程中，流派甚多，各有所长，但基于形色判诊上又相见略同，盖因人体脏腑、肢体不适，在尚未酿成大病之前，乃有反常之形色表象于耳、手、足等处之对应部位，故善诊者能在病前"预见"即将到来之疾病；正在病中者，对应部位之形色改变更为明显；人体一旦生过疾患之后，亦会在对应部位留下痕迹，因而又能"追判"出既往之疾患。相传的"神医"能察过去、现在、未来病，亦缘于此。

　　我人体科学学会以杨旭同志为首的"手诊组"，在一种当代人的责任感及使命感的驱使下，为了继承和发扬祖国医学宝贵遗产，五年前，他们在整理、参考部分古代秘传的手诊资料的基础上，经过数千例临床观察和印证取舍，总结出判据较切实可靠；对诊断或提前预告疾病较为准确，用以维护人体健康的规律，为推广应用，汇集成册，公诸于众。目的在于广求名师、同仁，切磋、丰富扩大临床，更广泛地总结经验，进而推出手部按摩、气功及器械等治疗方法，以使更好地充实、发展、提高形色手诊及其治疗技术，造福于人民。

　　本书具有知识性和实用性，会给读者提示探讨自身奥秘的途径，耐人寻味。一双手是人们自身健康的"信号灯"和"晴雨表"，同时也是自我调整的"保健医生"。医生掌握手诊技术，可以作为诊病的辅助手段，省去不必要的仪器诊断费用和辐射损伤，为患者减轻负担，利国利民；一般人学会手诊技术，可以做到防病于未然，提高健康水平，节省治病费用，可谓"一技在手，终生受益，"利己利他。

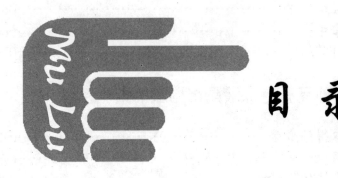

# 目 录

掌中热者腑中热，掌中寒者腑中寒

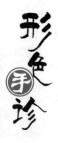

# 第一章 绪 论

## 一、形色手诊的研究梗概

形色手诊是从祖国医学理论中的望诊发展而来的一种行之有效的诊疗方法。它是依据祖国医学理论和现代科学理论，通过观察手的局部形色变化来确定身体健康状况的一种既古老又崭新的诊病学问。

说它古老，是因为它不仅同中国古典哲学和祖国医学有着广泛的渊源关系而且还有更丰富的内涵。早在春秋战国时期，祖国医学专著《黄帝内经·素问》中就有关于手与内脏关系的记载。像"掌中热者，腑中热；掌中寒者，腑中寒。"说的就是手掌的寒热变化反映了脏腑的某些疾病，表现了手掌与脏腑之间的对应关系。唐朝王超的《水镜图诀》也有观察婴幼儿食指内侧表浅静脉的包泽与形态变化来推断病情的记载。丰富的祖国医学理论知识不但为形色手诊提供了可靠的医学依据，而且也为形色手诊的发展奠定了基础。在形色手诊的形成与发展过程中，形色手诊既受到祖国医学的影响，又同样不可避免地受到程朱理学和佛、道思想的影响，道教和佛教思想中的某些观点渗透到形色手诊之中，使形色手诊的内容更加繁杂和良莠不齐，精华与糟粕共存。特别是寺庙僧侣们把修性练气时体会以及在处于气功态时形色变化在手掌中的反映经验视为至宝，秘不外传，道教方士则将形色手诊神秘化；民间的少数医家将介绍形色手诊的有关资料，如《白氏千里诊病手图》《五莲八卦手诊秘录》等视为已有，使形色手诊的研究缺乏系统性，其形色手诊的应用更加神秘化，特别是到了清代雍正年间，宫廷中刮起了一股通过形色手诊来判断皇妃生男还是生女之风，就更增添了形色手诊的神秘色彩，使形色手诊的迷信色彩更浓。在长期的封建意识的影响下，使形色手诊的应用与研究没能很好地开展起来。另外，形色手诊的特定诊病形式。又往往使人把手诊同看相联系起来，把手诊视为封建迷信的东西，这就大大影响了形色手诊的发展。清代的一些医学仁人志士积极探索形色手诊的奥秘，去伪存真，还形色手诊之本来面貌，先后编撰了《清太医手诊谱》《形色外诊简摩》《望诊遵经》《四诊抉微》等著作，其中汇集了历代手诊之法，为形色手诊的形成与发展作出了贡献。

20世纪初，形色手诊的研究处在停滞状态

20世纪30年代，中国气功学派形成与盛行。气功家们通过长期的气功练习和理论研究，他们惊奇地发现采气施治的主要器官——手（或穴位）的感应及颜色变化与脏腑的健康状况有着密切的关系。(如图1-1)从练功和施治者的手部颜色变化或感应手上某个部位上的能量变化既能感知自身某些脏腑的病情变化，（气功上称为机能）又能较准确地诊断患者疾病。清楚地观察到手指的指象，掌征形色变化与五脏有着某种客观的对应关系(见表1)，这种对应关系与祖国医学中的天人合一思想，阴阳、五行、五方、五色、五指及九宫八卦相吻合，并将形色变化清楚地在手掌中标注出来(如图1-1)这无疑为形色手诊的丰富与发展起(列于表1中)了推动作用。为形色手诊找到了科学依据。

20世纪50年代，党和国家提出了中西医相结合的政策，使形色手诊的研究才走入正轨。

特别是随着医学事业的发展，人类文明的进步，越来越多的人认识到了解人体自身奥秘的重要性，人们的自我保健意识不断增强，寻求身体健康的晴雨表的要求越来越高。不少人开始研究手诊与健康、手相与疾病、掌纹与疾病，掌纹健康诊断，手掌按摩健康法，足底按摩健康法，等等。在这个基础上，我们首先对社会上流传的支离破碎的手图和散述在手诊古籍中的资料进行提炼和整理，从中找出符合祖国医学和现代科学的具有规律性和实用性的形色手诊内容，抛弃迷信和不合理的东西。走访研究手诊的名人居士，对形色手诊进行系统研究。

　　从1983年开始，我们先后走访了山东崂山、安徽九华山、湖北武当山、山西五台山等地的道士和道长，有幸结缘于崂山道士，得道士指点，较为全面地了解手诊的形、色方面的知识。

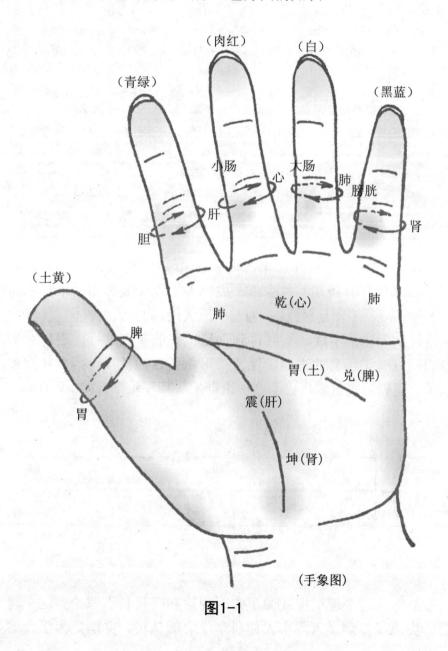

(手象图)

图1-1

掌中热者腑中热，掌中寒者腑中寒

手象（指象与掌象）与五脏关系　　　　　表1

| 指　象 | | | | 掌　象 | |
|---|---|---|---|---|---|
| 五行 | 五色 | 五指 | 五脏 | 方位 | 九宫八卦 |
| 土 | 黄 | 拇 | 脾 | 中央 | 巽、兑宫 |
| 木 | 青 | 食 | 肝 | 东方 | 震离宫 |
| 火 | 红 | 中 | 心 | 南方 | 乾宫 |
| 金 | 白 | 无名 | 肺 | 西方 | 坎艮宫 |
| 水 | 黑 | 小 | 肾 | 北方 | 坤宫 |

再次是广泛深入地开展手诊实践。十几年来，先后诊查数万人次，诊查对象有婴幼儿、青少年、成年人、老年人等不同年龄不同职业、不同环境、不同地区(几乎遍及中原大地)的男人女人们。

通过从理论到实践，实践再到理论上来的研究过程，逐步对形色手诊的研究有了可喜的进展，保留了形色手诊的精华，摒弃其糟粕，形成了一套较为完整的形色手诊理论框架，其理论框架如下：

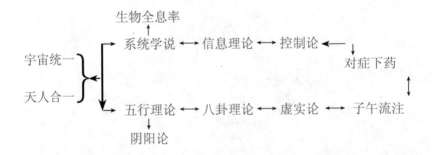

很显然，这个理论模式源于中医理论和现代科学理论。这个理论构想一提出就得到了天津市人体科学学会的认可，并确定为学会的研

究课题进行研究。

在此理论指导下，我们总结出了一套形色手诊的基本规律和基本方法，解决了以下几个形色手诊的难点问题。

 **1. 找到了气色的参照色**

通过一只小小的手，去判断周身健康状况高的分辨能力是必不可少的。要想找到高的分辨方法，就必须有一个相对不变(稳定)的参照色(也就是坐标色)。这个坐标色就是位于中指第一节两侧、耳后乳突下窝及印堂等处(详细情况后面还讲)，用一个稳定的因素作参比，以便获得准确的信息，这是科学研究或定量、半定量化的常用方法。大家把这一科学方法引入形色手诊研究之中，肯定地说，这对形色手诊向着半定量、定量化发展，已经迈开了坚实的一步。

 **2. 找到了运动系统定位的规律**

关于运动系统的定位，资料中一直未见记载。可能的原因是运动系统在中医中不像五脏六腑那样容易描述清楚，因而研究运动系统疾病诊断方法的资料就不像脏腑的那样多，加之运动系统疾病直观性强，疾病复杂，因此手诊图中就没有运动系统的位置。随着社会的发展、科学的进步，人类的生活环境也在不断发生着变化。因此，人类运动系统的疾病变得越来越复杂，种类也越来越多。这就需要我们对运动系统的疾病像对待脏腑的疾病一样，研究出一套诊断治疗的方法。从这个意义上说，光有脏腑定位的手诊图是不够的，在实践中我们找到了解决这一问题的方法。为运动系统各组织器官找到了定位规律。这是形色手诊研究中的一个突破。

 **3. 找到了诊查神经系统健康状况及大脑活动规律的方法**

人体神经系统功能复杂，其病变也比较复杂，不仅涉及面广，而且具有不稳定性。因此，神经系统疾病的诊断历来被视为手诊研究中的一个难题。

由于形色手诊是一种与气和血有关的诊断方法。因此，把脑作为人体的一个与气血有关的器官去看待，从已经把握了的关于诸如脏腑等器官的气血运行及表现规律中，去认识大脑，是有意义的。所以我们充分利用类比化原则，以整体性或一般性为特点，由宏观到微观的去分析判断神经系统和脑的活动情况。

我们正是运用了上述原则和方法，才有效地解决了神经系统的定位并找到了神经系统疾病的诊查方法。

### 🪐 4. 积累了诊断多种疑难病症的经验

手诊过程中，除了诊查常见病以外，有些疑难病症也会时常碰到。这些病人多无典型病因、病理和症状。有的表现有症候群，有的则无症状表现，我们则通过手掌上的细微的形色变化可以有效地确定某些疑难病症，在实践中已证明是有效的，具体方法将在以后各章中叙述。

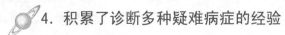

二、研究形色手诊的意义

### 🪐 1. 诊过去病、现在病和未来病

形色手诊既为他人诊病，也可以自我诊病，因此有人称它为伴侣医生。因为没有哪一个人能做到让医生整天陪伴着他，并为他免费治病，而形色手诊则能做到这一点。一个没有受过医学培训的人，只要认真去读这本书，并在适当的时候找老师点拨一下，掌握形色手诊的方法是完全可以做到的。这样来，就可以时刻知道自己的身体状况，发现病状、病情，采取相应措施，或就医，或练功，或调理，有效地防治自身疾病，我们知道形色手诊具有诊病的作用。由于形色手诊就是研究人体脏腑的气、血的变化而反映到手的形色变化来判断疾病的科学，而人体就处在一个恒定而变化的气血场中，这个场受外界（例

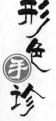

如日、月、星辰的大宇宙）和内境（人体小宇宙）的影响，祖国医学和现代科学的研究说明人体的生物节律和经穴的开阖且受月亮的圆缺和潮汐涨落的影响，地球表面水的成分占地球面积的70.8%，月亮对地球的引力影响首先表示在海洋潮汐上，人体同样含有大量的水；新生儿达80%，年轻人为70%，老年人水分为60%，人体为一个小宇宙，含有这么多的水，也是会受到大宇宙的影响。因此，人体的气血变化规律肯定能在人体的各个器官有所反应，祖国医学认为："有诸内必有诸外"，这就是说人体脏腑的变化，必然通过经络和其他通道反映于外，而手是大小宇宙联系的窗口，也是人体中进化得最精美的器官之一，它的运动量较大，功能复杂，既反映人体内部情况，又可以影响内部组织气血的运行。我们知道"手形即人形"，人的手是可以划分为六份的，五个手指和一个手掌。人体也是可以分为四肢、头和躯干六部分，人手的六部分与身体的六部分相对应，手掌对应躯干，中指为头、食指和无名指为两上肢，大拇指与小指为两下肢，手掌的最下端为臀部。手的图形相当于胎儿臀位图，双脚由两侧上反，双手上举过头。手掌的变化反映了全身脏腑的健康。手就是身体的缩影，它记载了人体全部的信息。我们就可以通过人手这一特殊的器官。记录、储存、释放、感应、反馈、转化等各种自然界对人体的正常和非正常的反映，从手上诊断过去病、现在病、未来病。许多实践中的病例就证明了通过手的形色变化是可以诊断疾病的。

 ## 2. 形色手诊为自己提供方便、简捷的诊断方法

在祖国医学宝库中就有"不治已病治未病"的说法。医家认为等到病症发展到能感觉出来的地步，疾病就扎了根，想根除了它就不是一件容易的事了。因此，当今医学界也认为"有病早医是良方。"怎样才能"有病早医"?这就需要早诊断，早准备，防患于未然。而形色手诊奉献给读者的就是一种快捷而准确的方法，读者只要掌握了形色手诊的基本内容就可以达到早诊断的要求。事实说明，其准确率达到70%以上是没有问题的。我们通过形色手诊的三个步骤：

(1)看手征，找出手的局部的形色特征。

(2)定位，把手征区与人体组织器官对上号。

(3)综合分析给出结论。就会较准确地判断出自己是否患病，患的是什么病，如果学得深透，掌握的比较熟练还可以不拘泥于上述三个步骤，一目了然。所以说，形色手诊为读者提供的是一种行之有效的简捷的自我诊断的方法，此法，人人可学，利人利己。

 ### 3. 形色手诊具有治疗和保健作用

从上述内容我们就会发现，形色手诊是在中医理论和现代科学理论指导下开展诊病、治病活动的，它以整体观和分子论为原则，在分子水平上去理解正常组织器官活动的规律、探讨疾病的本质。它通过人的手掌、手背及指的色征变化推知人体内脏气血的变化以及人体代谢和各组织器官、系统的相互依存和相互影响的关系，通过调整人体气血的分布，例如，肝气郁结的病人，经过刺激手的对应区的微经络上的相关穴位，使凸起来的土黄色夹白色手征的现象转变为浅红色和白色相间的色斑，使气色转为正黄色，达到肝气通畅。在这里就是与人手相对应的脏腑对应区，采用八卦定位和对应定位理论，运用一定的刺激手段(如采用八卦定位调阴阳功法和微针针刺法)，达到调整人体的生物节律和脏腑阴阳气血的变化，促进机体各系统、脏器之间的阴阳平衡，恢复脏器的正常生理功能，从而达到防病治病的目的。形色手诊就是依据祖国医学中的内病外治之法，来实现这一要求的。因此，可以这样说，形色手诊具有很好的治病与保健作用。

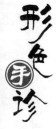

# 第二章 形色手诊的基本知识

## 一、气色

色，顾名颜色。在手诊中，颜色是由皮肤、肌肉、气血所表征某种病症信息的，因而叫做气色。传统中医理论认为，气和血在人体中是不可分割的，气为血帅，血为气母。手掌中"气"的变化反映着血的变化，血的变化也反映着气的变化，气血的变化，表征着机体组织或内部器官的某种性质的变化——病变，在每一变化中都有气色的变化。因此观察气色的变化也就可以得知病变。所以说观气色是手诊的基本功之一。为此我们必须对气色问题加以说明。

气，包括生理之气和病理之气。

### 1. 生理之气

人的生理之气是指与人体生理活动有关的物质及其功能活动，它包括精气、神气、营气、卫气、正气、邪气等。

### 2. 病理之气

病理之气是指人体病理变化有关的致病因素，包括：火气、寒气、暑气、湿气、燥气等六淫之气，以及瘟、疫之气等等。

气可伤人也可养人，生理之气即是采摄天地之精气，来源于父母的先天之精气及饮食营养的精微之气和自然界之清气。因此它流行全身，内灌五脏六腑，外达四肢百骸，无处不在。由于气分布的部位不同，其来源和功能也有差异，因此也就有不同的名称。例如，生命活动的动力之气为元气；司呼吸，行气血，适寒热之气为清气，它聚于胸中，上注于心肺之脉，下蓄于丹田而行于足；行于脉中，营养全身和化生血液之气为营气；行于脉外，护卫肌表、温养脏腑、肌肤之气为卫气。清气、卫气、营气在人体正常情况下，昼夜不息地按时序循经脉，流注全身通达各部。

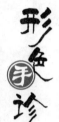

### 3. 生理之气的作用

生理之气具有气化、气机、推动、固摄、防御、温煦之作用。气化作用是指通过气的运动而产生的各种变化。运动变化结果使精、气、神、血、津、液相互转化。

气机作用是指气的运动，例如，气的升降，气的出入。气的升降出入运动是生命活动的根本，是人体各种生理活动的动力。如机体的水液代谢是由肺的宣发肃降，脾胃的运动传输，肾的蒸腾气化与吸清排浊等全过程。所以机体的生理活动，实质上都是气的升降出入的具体体现。气的升降出入运动之间的协调平衡称之为"气机通畅"，升降出入的平衡失调，即是"气机失调"。"气机失调"即为病态，如气滞、气逆、气郁、气结等都是病因。手诊中应注意观察气机是否通畅，由此会形成什么病。

所谓推动作用，是指生理之气能推动人体的生长与发育。而充足的内气运动，是能解除气滞、血瘀、增强机体活力的。反之衰弱的内气则能致人生命失去活力。

所谓固摄作用，是指对血、津、液等物质具有防止其流失的作用。若气的固摄作用减弱，将会导致体内液体流失过多，如气不摄津则会出现多尿、多汗等症。

所谓防御作用，是指机体在生理之气的保护下能增强免疫力，以防邪气侵入机体。

所谓温煦作用，是指气与热量有关，保证人体能量的来源。人体的体温是依靠气的温煦作用来维持体温恒定。脏腑的正常生理活动也是由气来温煦的。

总之，生理之气的升降出人是人体精、气、神、血、津、液发生各种变化与转化的动力。生理之气充足机体才能进行正常的生命运动。

中医学中有望神这一诊法，"神"是以精气作为物质基础的，它通过人体的动、静、面目表情、语言气息等等方面表现出来。因而中医学谓，精气充盛则神旺、精气虚弱则神疲。神旺者面色红润，面貌舒展，双目有光，声音响亮。神疲者面色暗淡，表情呆滞，目无光彩，语言低微，是元气已伤，病情显样。中医有云："得神者昌，失神者亡。"足见望神之要。

手诊中，对气的观察和分析也非常重视，如果手掌有光泽而温润，则为有气，晦暗干瘪则为无气。有气者，正气未伤，元气较足，五脏六腑功能正常，虽病亦浅；无气者，邪气入内，元气已伤，病情较重，显露异样。

另外，掌中之气还受外界环境影响，如季节、气候、职业、年龄、性别等在手诊实践中应将这些客观因素考虑进去，不断实践，熟中生巧，达到透过复杂现象发现其中本质，掌握主要病症。

## 二、气色的含义

色是指手所呈现出的颜色，它是由皮下组织中血的(含量、成分等)变化所形成的。由于手的血管和毛细血管丰富，皮下组织中血的变化复杂，使手色的"内容"也就"丰富"。例如，手的某处组织，其血管或毛细血管中的含血量多(有的表现为血液流畅，有的表现为血管粗)则该处组织就呈现出红色。反之，含血量少，则呈白色。如果血中的成分比例有变化，譬如，静脉血多，则为青色或灰色。血中含有某种重症的因子，则会呈现黑色。

手的皮下组织中血的变化就是色的表现，它是由机体组织器官的健康状况决定的。因为，它是机体组织器官健康状况的反映。所以研究色是形色手诊的重要内容之一。

在形色手诊的实践与研究中，我们把色分为三种，并按轻重程度，分出九种过渡色。气的表现为黄色，并分出三个过渡层次。气色加在一起为4种基本气色，12种过渡气色，以此作为形色手诊的常用（或基本）气色。（见表2）

基本色谱　　　　　　　　　　　　　表 2

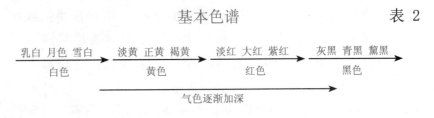

形色手诊的气色不仅具有一般的颜色含义，而且还是组织器官健康与病变的信息反映。手的局部气色变化和机体某部病变有着密切联系。弄清气色的含义在形色手诊中很重要。

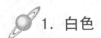 1. 白色

白色：含义为少、失、不足。主虚、主寒、失血等症。由乳白、月白到雪白随气色加深而所主之症逐渐加重。例如胃虚症者，其手掌心处呈白色；呈乳白色为气虚症，症现胸闷；月白色为气寒，症状为胸口发凉、反胃等；雪白色为胃失血，症状表现为疼痛。

2. 黄色

黄色：是气的表征，形色含义为滞、为虚、为湿等。由淡黄、土黄到褐黄，随颜色加深而所主之症加重。此症多见脾失健运、燥湿不化、气血亏损或正气受阻等病症。如肝气郁结并胆阻症，在手掌的局部——肝胆部位，淡黄色为气伤，土黄色为气郁。褐黄色为气结。（色为青、黑者则症重。）症状：肝部有压痛感，情绪表现烦躁。

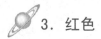 3. 红色

红色：含义为多、过、盈。主热、炎症。由淡红、大红、紫红，随颜色加深而所主之症也重。如肺炎，病患者的手掌上部呈红色。呈淡红色，为患病时间不长的肺炎病，症状为发热；呈大红色，为炎症在加重，症状表现为咳嗽、发烧；呈紫红色，为较重的大叶肺炎，症状为胸部疼痛。当然肺炎的手征不仅仅只表现为红色，还有白色的斑点分散在红色的色斑之间，呈现出复杂的色斑群。表明病情的复杂程度也在增加。病症越复杂色斑群也变得越复杂。

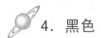 4. 黑色

黑色：含义为重、瘀、恶。主寒、主瘕、主险。由灰黑、青黑到黧黑，随颜色加深而所主之病亦重。由于正气衰，邪气盛，气血凝滞而成为恶症（伴有冷疼），多为严重溃烂和肿瘤及组织坏死和癌症。例如手掌心部位的十二指肠球部呈灰黑色为十二指肠球部癌症或良性肿瘤，初期症状为腹部剧痛。呈黑色为癌症晚期或恶性肿瘤，症状为腹部剧痛等。当然在诊断恶症时必须采取综合分析法，去伪存真反复比较，不可轻下结论。

## 三、对气色的干扰因素

在观色诊病的过程中，有一个重要的内容是排除干扰因素。必须把干扰观察气色的因素排除，以获得真正反映机体器官组织健康状况的气色信息。如何排干扰而存真呢？一是在实践中积累经验；二是由老师给以指点；三是正确理解形色手诊的基本概念和基本知识。通常我国健康者的色征为红润、光泽、色布均匀，并以淡黄色底色为衬托。

当手受到物理性或化学性的刺激，或因某种手动劳作——职业性

痕迹，以及患皮肤病而引起组织的损伤等，手掌上颜色便包含反映上述刺激因素的气色信息。因此我们通过手所呈现出的颜色就无法准确地判断机体器官或组织的真实状况。为了从复杂的气色信息中分辨出所需要的信息，必须了解受到上述刺激因素后的手所具有的一般气色特征。一般情况下，经常用手握工具的劳动者手上的老茧多，气色光泽不明显。手的表层皮肤组织结构也比较简单，表层信息不丰富，常显淡黄色。受过物理性或化学性物质刺激而损伤表层皮肤组织的情况也会有另种情况。当然，也会给手的气色造成某种特征。如老年人的气色有比较明显的枯黄、斑点等，年轻人则色调均匀且有光泽，严重的手癣及手部湿疹，都无法使手诊获得正确的色征。除了组织结构的原因外，还必须注意其大脑意念的作用：或掩盖、或排外、或内收、而使气色真实特征被干扰、被隐蔽。地理位置也会影响手气色的正常反应。如在高原上生活的人，手征为青红色；南方人手色偏白；北方人的手色偏黄。季节气候对气色的影响在前面已有所述，基本情况是春天偏青，夏天偏红，秋天偏白，冬天偏灰。过多抽烟的人，手的颜色偏黄。过量嗜酒的人，手的颜色偏红。

另外，意念较强的人，如年轻人及性格孤僻的人，其手的气色特征偏弱，不典型，有时还会将病变的气色特征遮盖住，给诊断带来困难。因此，遇到这种情况，进行手诊时，让其放松、自然、无任何意念态，内心入静。诊者，以诱导语："现在正看你某器官的健康情况"、"这里好像有点毛病"等等。从而排除其意念干扰。或取其刚刚睡醒的那一段时间等。

总之，在手诊过程中，运用不变的因素判断疾病时，还必须把握变的因素。我们不妨用古代医家望诊之精言作以提要："望诊之法。有天道之殊，有人事之变，故凡欲知病色，先知常色，更须知常色之变"（《望诊遵经》）。

## 四、形态

　　形态：是指手的皮肤、皮下组织、骨、关节及气色所呈现出来的视觉形象、形状及形态。

　　形色手诊认为，机体的组织器官的病变，在手上会呈现出相应的形。准确地分辨出手上局部的形征，可以判断组织器官病变的具体状况，为推断疾病提供依据。因此，我们可以说望气色是以定性为主的诊断，望形态则是以定量为主的诊断。例如，某被诊者，其手的胆区呈红色和黄色斑点，凭色征可以诊断为胆结石，这是定性的诊断。无法看出石块的大小及形状，但从胆区的形态上却可以看出"沙砾"状或凸起状。"沙砾"状为泥沙性结石，凸起状则表示为坚硬的结石。此时只要进一步观察就可以根据"沙砾"多少及凸起的大小来判断砂粒多少及石块的大小。具体的做法是分辨出手上胆区"胆囊"的大小，再与真实胆囊相比较就会大致得出一个比例数。再估计出凸起占手上胆区"胆囊"的比例，两个比例数相除，基本上可估计得出石块的大小来了。同时根据"石块"的形状及"胆囊"的形态(或红肿状或缺血状等)便可推论患病时间、原因等方面的情况。这是对胆囊病症的定量诊断。根据形态，我们还可以对不同种病的"半定量"或"全定量"诊断。例如，脑血栓和脑溢血都为脑血管疾病，其色征相似，都是脑区有红白色色斑，光凭色征是无法判断是脑血栓还是脑溢血。这在实际中是不允许的，因为这两种病的治疗方法有原则的不同，脑血栓的治疗原则是"化瘀"，而脑溢血的治疗原则是"收敛"。不能确诊，当然就难以对症治疗。目前，在临床上也有这种现象。然而我们如果掌握了对形征的认识，上述问题就可说清楚。因为脑血栓与脑溢血的形征是不同的。前者色沉，无树枝状似毛细血管那样分布的形征，而后者为沉的片状、有树枝状的形征，给人以"散"的印象。当然，脑溢血症在经过一段时间之后，其形征也会出现与脑血栓类似的

掌中热者腑中热，掌中寒者腑中寒

情况，但是无论类似化的时间多短，脑溢血仍会留下一些它特有的形征（如疏样等），细察微毫，在临床上是有实际意义的。因此，望形是使形色手诊向着准确，定量方向发展的措施。

为了能对形有个全面的阐述，我们将形分为表层形和里层形。表层形分四种：凸、凹、皱、硬；里层形分四种：浮、沉、疏、密。如下区分：

**【凸】**

手上的某一区域，与周围皮肤、组织或骨骼有凸起的形状。凸形的含义为：添、增、弯、变。例如在某器官区有凸起的形状，该器官有可能添加有异样的东西或因肿、烂而增生新的组织。又如，骨骼凸起，则表明所代表的机体骨骼有弯曲或变形的现象。当然一定要注意不能把病理性的凸与老茧混淆，否则会出笑话。也会给诊者增加思想负担。一般的说，老茧有浅的、硬的磨痕，病理性的凸起，在色征上有明显的边界色度。

**【凹】**

手上的某一区域，有较周围皮肤组织或骨骼凹陷的形状，凹的含义为：枯、少、变，有凹陷的形状。该器官有可能因手术等原因而减少（组织）或病愈后结有瘢痕，或骨骼变形。

**【皱】**

手上某一区域的皮肤，呈明显的皱折及萎缩状。皱的含义为：缩、小、萎。一般的说，出现皱折后，该区所代表的组织或器官便有穿孔、萎缩或网状之病变，或者说有受伤缩小的症状。例如：萎缩性胃炎在胃区表现收皱的形征较为明显。

**【硬】**

指手上某一区域的皮肤、组织较周围皮肤、组织硬实。其含义为：增、结。通常见到硬的形征时，表明该区所代表的组织器官是：结石、硬化、坏死的状况。例如，肝硬化症在其肝区，就能见到有硬的形征。

**【浮】**

含义为浅、表、轻、易。表示气色所呈现的形色在表层。一般的说气色浮，表明病为初始为轻、易治。如肾炎患者，刚患病时，其手的肾区有浅的红色，好像在皮肤之下，肌肉组织之上，此即为浮。

**【沉】**

含义为深、里、重、难。表示气色所在的位置处于里层的深部。一般的说，气色沉，表明病较久，症重、较难治。如肾炎患者，患病时间较长时，其手的肾区红色(偏青)较深，好像在肌肉组织里层，此即为沉。

**【疏】**

含义为稀、散、无"规则"性。表示气色在一定区域里呈现出分散的形态。一般的说，疏，是表明病虽轻，但所示面积大，虽说易治，但需及时。如大叶性肺炎症，即属此例。其手的肺区红色较稀疏，不清晰，色调淡而幅大，此即谓疏。

**【密】**

含义为稠、聚、浓、滞。表示气色在一定区域，呈现集中(块或片)的形态。一般的说，密表明病较重，较难治愈。如肺结核、脾肿大、肾功衰等病患者，其手的对应区，红色较稠密、兼紫、青色、色调较重，此即谓密。

除上述八种形态外，还有形象、形状等形的时征。这些内容，在本章第3部分，将作说明。至于其他特殊之"密"，需请读者在实践中再作体察与积累。

掌中热者脐中热，掌中寒者脐中寒

　　我们把在手的局部上找到人体全身各处组织器官与之相对应的关系称为对应定位。对应定位在形色手诊中有着重要意义。准确、迅速定位是形色手诊的前提。如果定位不准确、不及时，手诊活动就没法进行，更谈不上有什么好的作用。因此，对于手诊来说，对应定位既是起点也是目标。同时还是衡量手诊实践者水平高低的一个标志。

　　在形色手诊中各组织器官与手的对应定位关系是以直观的、稳定的数理形式来表现其定位关系，它不受时间、空间、季节、气候等外界条件的限制。其定位图参见图2-1～图2-5。

　　从定位图我们可以清楚地看出：人的"手形即人形"。人手上的信息反映了人体的全部信息。"手形即人形"的结论和表现形式为形色手诊打下了基础，也为脏腑与人手的对应定位关系找出了规律性。确定了其对应关系。

【例如】

　　(1)中指末节为人体脑部，则指尖为头顶。指肚为前额。中指中节为眼部。两侧为耳部。中指根节为鼻、口部。

　　(2)食指和无名指为上肢，依据对应定位法则，即可确定上肢每一具体部位在手指上的对应位置。例如，手腕定位在手指末节的关节处。

　　(3)拇指和小指为左右下肢，依据对应定位即可进一步确定下肢上每一具体部位在手指上的对应位置，例如，脚底对应手指肚等等。

　　(4)手掌上每一局部对应何组织器官。参见图2-1～图2-3。

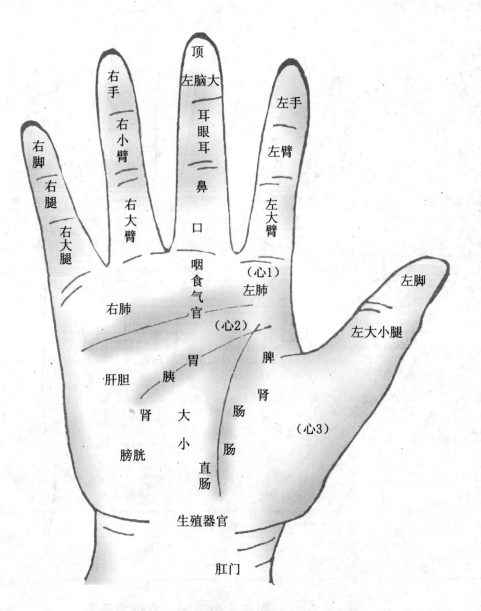

图2-1 对应定位手图　女性右手手掌图

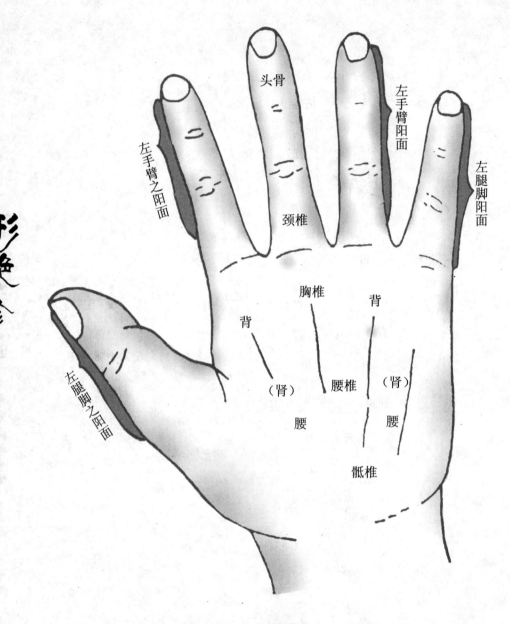

左手臂之阳面

头骨

左手臂阳面

颈椎

左腿脚阳面

胸椎

背

背

（肾）

腰椎

（肾）

左腿脚之阳面

腰

腰

骶椎

图2-2 对应定位手图　女性右手图

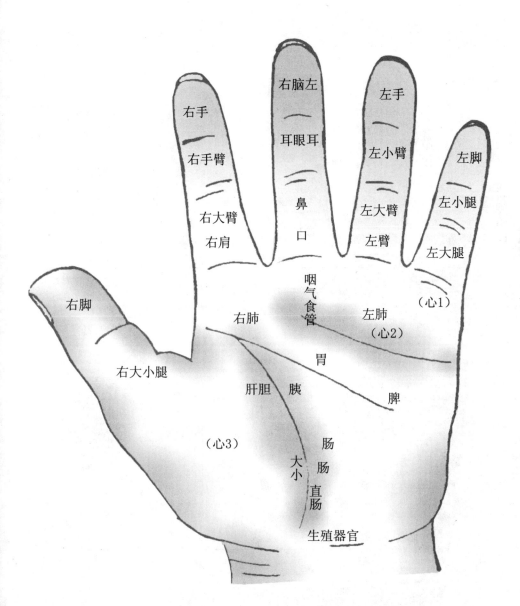

右脑左
右手
左手
耳眼耳
右手臂
左小臂
左脚
鼻
右大臂
口
左大臂
左小腿
右肩
左臂
左大腿
咽气食管
（心1）
右肺
左肺
右脚
（心2）
胃
右大小腿
脾
肝胆
胰
（心3）
肠
肠
大
小
直
肠
生殖器官

图2-3 对应定位手图 男性左手掌图

掌中热者腑中热，掌中寒者腑中寒

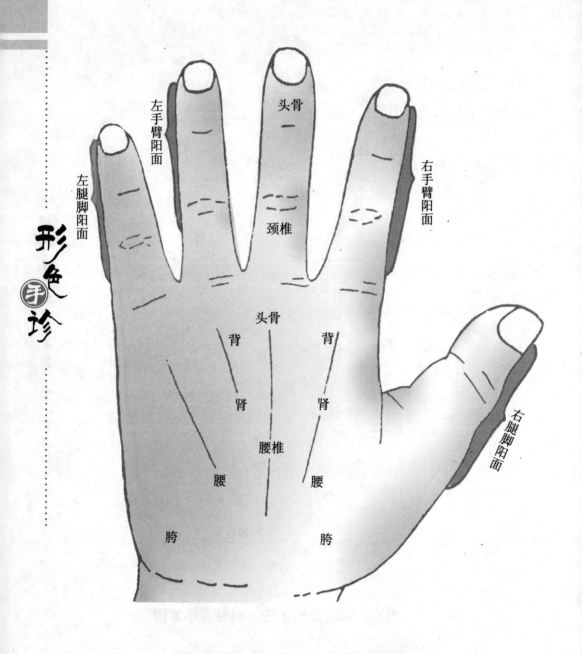

左手臂阳面

左腿脚阳面

形色手诊

头骨

颈椎

右手臂阳面

头骨

背　　　背

肾　　　肾

腰椎

腰　　　腰

胯　　　胯

右腿脚阳面

**图2-4 对应定位手图　男性左手背图**

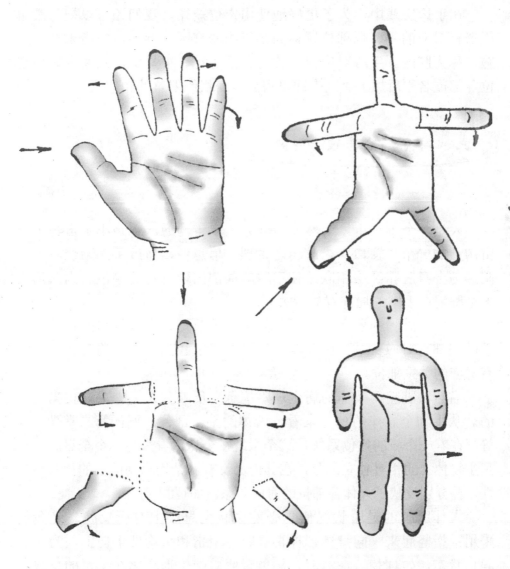

→表示水平运动　　↘表示向下运动　　←表示下移后向下运动

图2-5

掌中热者腑中热，掌中寒者腑中寒

(5)手背的对应定位方法是，从指尖到手腕与颈椎到尾椎对应。具体定位情况，参见图2-2、图2-4。

在手诊实践中，为了更好地使用定位规律，我们还可以把与某组织器官对应的手、局部位置称为某组织器官区；例如，中指末节对应脑，称为脑区。手心对应胃，称为胃区等等。很显然，只要在对应定位各部位名称后加上"区"即可得到全身组织器官的相应区。

## 六、对应定位的理论解释

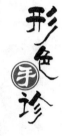

人是一个小宇宙，必然要与外界大宇宙沟通。手是小宇宙与大宇宙沟通的一个"窗口"。脏腑之生理"信息"，通过手三阳经和手三阴经与全身脏腑经络相联系使手掌的局部出现特定的颜色。因此形成各个脏腑在手掌的局部有对应关系。

不属于脏腑的器官或组织，如头及关节等，也由经络的贯通，与手的局部有对应关系。因此我们可以在手上找到与人体周身各个器官有对应的关系部位。

当然，脏腑、肢体的病生理"信息"反映到人手上来是相当复杂的。从生物全息律的观点来看，人体的某一部位，例如第二掌骨、耳等存在着一个新的穴位系统，这个系统在全息律看来是一个全息胚，它是生物体上的相对独立部分，在其内部又有着结构和功能上的相对完整性，并分别反映了人体各部位的对应关系，如（图2-6）。

人体腑脏的健康状况信息必然会从全息胚上有所反映。当我们采用手指竖起来，同身体一样直立时，中指和头均处于向上、为正的静止状态，如（图2-7～2-9），更能说明脏腑生理变化在手上的反映情况。头与脚比，头在上，属阳；脚在下，属阴。头的位置比脚高，因此头的位能比脚大，这就意味着头部和脚部比，血液、水、固体物质等的能量状态不一样。这种不一样的能量信息，由气、血作载体，通过经络反映在手上时，绝对不会表现在同一个手区里，只能按位能大小而异位呈现。正如人体的头、脚在不同位置一样。这种现象在手诊中称为位能的一致性原则。

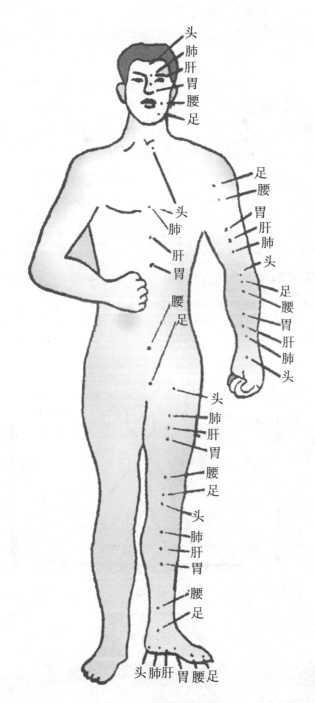

头
肺肝胃腰足

头
肺
肝胃
腰足

足腰
胃肝肺
头

足腰胃
肝肺
头

头
肺肝胃
腰足

头
肺肝胃
腰
足

头肺肝胃腰足

图2-6 穴位全息律概图

掌中热者脐中热，掌中寒者脐中寒

同样的，阴阳也有一致性原则。因为，在同时间，同取向的情况下，或在不同的地点，阴阳属性不变。

根据位能和阴阳属性的一致性原则，手掌上，反映人体头部"信息"的"头区"（中指尖处），一定在"脚区"（手大拇指、小指）之上。我们把头区定在中指末节（位能最高点），把脚区定在大拇指和小指末节（位能最低点），上肢定位于食指和无名指；下肢定位于大拇指和小指。同样，人体脊椎定位于手背。"心区"在"肾区"之上，在手掌的上部，肾区则在手掌的下部，以此类推，便可在手掌上得出一个如（图1-3）的对应关系，这种对应关系就是依据祖国医学中的望诊学说和古典手资料如：白氏千里诊病手图（图2-10）、五莲八卦诊秘手图（图2-11）以及道、佛家的经典著作中经提炼研究之后确定的，它的基本理论和观点符合当今生物学、微经学、全息律的观点，是现代科学技术和祖国传统医学与中国古典哲学思想的结晶和产物。形色手诊有可靠的理论基础。

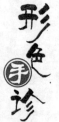

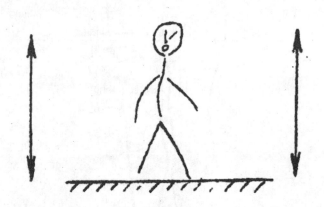

图2-7

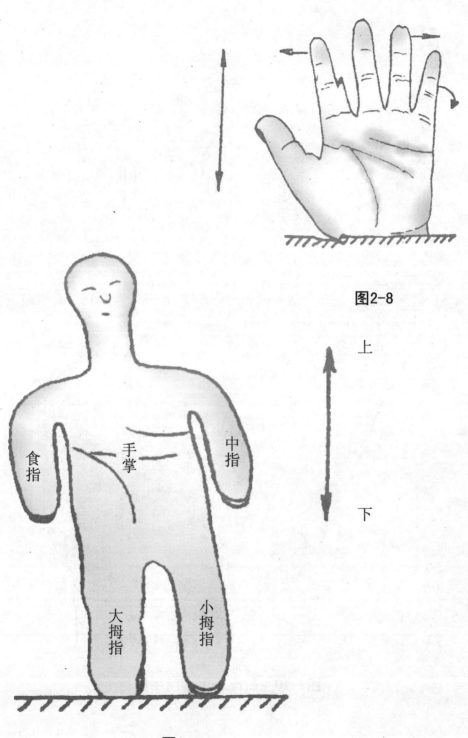

图2-8

图2-9

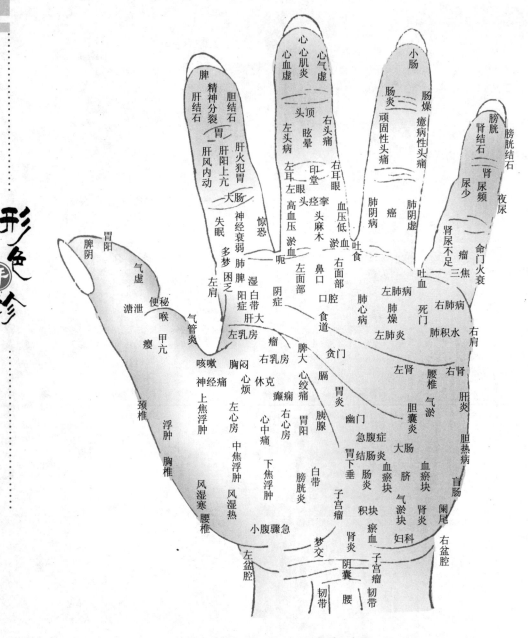

**图2-10 白氏千里诊病手图**

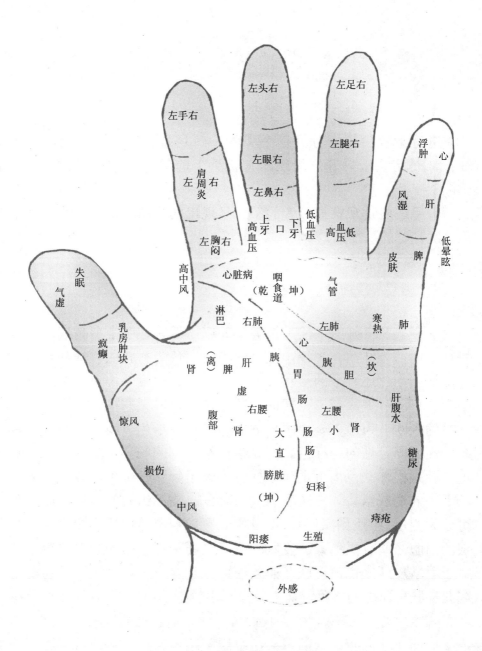

图2-11 五莲八卦诊秘手图

进行形色手诊，分为三个步骤，一是看手征——手上的形色特征；二是定位——确定组织器官在手上的位置；三是综合分析给出诊断。

看手征就是观察被诊者的手所呈现出的形色特征，寻找区别于健康情况良好的手征。

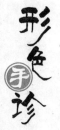

### 1. 确定身体健康的手征

健康状况良好的手征是指健康的组织器官在手上所呈现出的形色特征。通常为红润、光泽，并以淡黄的底色为衬托的色征和自然平整的形征。当然还有手的形状、力度、温度、湿度等。对一个人的手征是表达(反映)健康或者有病的判断，需先排除某些掩盖因素，才能达到准确判断。为了更好地区分健康与不健康形色，我们须先找出具有统一性、固定性的坐标色。譬如中指根两侧的肤色，耳后乳突下窝肤色、脖颈根部肤色均可定为坐标色。为了解释坐标色，我们先来分析一下手的皮肤结构。皮肤由表皮与真皮、皮下组织等三层组成，表皮可分为四层(由浅到深)为：生发层、颗粒层、透明层和角质层。生发层的细胞之间有黑色素。皮肤的色泽主要和黑色素的含量多少有关。对于手掌皮肤来说，皮肤厚而致密，且富有血管和神经，不易滑动。因此皮肤呈现出的气色特征，应显示出较好的透明性(这种皮肤只有手掌和脚掌才有，具特殊性)。我们可以通过这种透明性较好的皮肤看到皮下血的流注分布、气的聚集、组织疏密等情况。从而获得更多的手诊信息，这些信息含有表达健康组织器官的，也有表达组织器官欠佳的。如何进行分辨呢?这就需要寻找一个能表示组织器官正常状况下气色特征的组织器官，并找到该组织器官的手诊特征。根据统一性和对应性规律，此组织的特点应该是结构均一，含血量均匀，血液流通性好，从解剖生理学看，人体的颈部基本符合上述特点，因为从脖子的结构来看：一是脖子肌肉含量多，动静脉血管较粗，血液流通过性好；二是颈椎块小、量多，且含有神经中枢，为全身健康状况信息在脖子的输出和脖子健康状况信息的传入奠定了基础；三是脖子的运动量大，运动频率高，使脖子的健康状况良好且稳定，也保证了坐标色的稳定性。根据对应定位规律可知，中指根两侧正好反映脖子，而且此处不易被日光照射和受摩擦等因素而损伤。因此选定此处为坐标组织较为正确。至于说选择耳后乳突下窝肤色作为坐标色是何道理，需从另一方面解释，在此不多说。无论把坐标色选定在中指根两侧或耳后乳突下窝处，还是从古籍中阐述，实践中验证都是非常正确。这使形色手诊向定量分析方面迈出可喜的一步。

 2. 如何察看手征

被诊者静下心来后，诊者观其手掌形色特征，寻找有别于健康状况的形色手征。譬如，某被诊者在下午四点钟，局部手征为：手心靠上有浮黄色色症，偏下有红色、白色相间的色斑，此色斑是椭圆形、色且沉，当然看手征时还得注意：

要排除因机械创伤、物理、化学等因素的刺激而导致的形色变化；在光线、湿度、温度适中伪环境中进行，没有良好的光线环境我们就无法获得正确的色征。而且色的反映还与温度有关，温度高，整个手掌面的血色偏红，温度低，趋向白色的色征；湿度影响手征，长时间偏湿或偏干的手，其表层形征就影响到气色，我们无法及时准确获得正确的形征。

 3. 确定组织器官在手上的位置

先以对应定位方法，把人体各组织器官与手的局部位区进行一一对号，得出组织器官的手区。再把所获得的手征信息与手区对应。当手征中有表达可变因素的情况时，例如，有突发的、近期的和有病情变化的形色，以及各器官的气血运行情况等，做出综合分析。

 **4. 综合分析给出诊断**

　　这一步就是把定位的手诊信息加以分析，去伪存真，得出正确的结论。例如，胃底的手征为浮黄色，黄色为滞、瘀，主虚症，浮为表、轻、易，说明胃底有轻的胃虚症；症状为：畏寒、怕凉，胃内滞气，引起消化不良症。胃下部的手征有褐黄点，并有红白相间的椭圆形色块，红色为盛燥，主热、炎症，白色为少、主亏、缺血，褐为溃疡症。沉表示时间久，病重，诊断为：有较久的胃炎或胃溃疡，症状为胃偶有疼痛，当然食欲不佳。

　　如果学得熟练，就可以不拘泥于上述步骤。把色、形、位同时运用，一目了然。当然，做到同时运用需要有一定的实践基础。只要在实践中不断积累经验，领会概念，掌握规律，就能提高诊病水平。否则，会真伪不辨，出现偏漏。

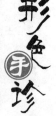

 **5. 进行手诊要有适宜的外部环境**

　　【环境光线】

　　要想获得正确的手征，必须有相对稳定和明亮的自然光线，这样可以排除因环境误差所带来的干扰。所谓"相对稳定和明亮"就是指在每次、每时、任何地方手诊时，光线的强弱，明暗等相对不变。通常选择亮度适中而均匀的自然光线作为手诊的环境光线。如果有忽明忽暗，或者较刺眼的强光，须作校正。

　　【环境温度】

　　温度的变化，或温差骤变，对被诊者来说，主要是会影响皮肤的形态与色泽。正常温度(15℃～30℃)环境中的手，其皮肤呈自然平整状况，并呈现其应有的色泽。当环境温度有突然的变化时，手的皮肤表面与其色泽也会随之"突变"，从而产生手诊形色上的偏差。所以选择15℃～30℃的环境温度为宜。

【环境湿度】

　　所谓湿度，是指手诊时所处环境的潮湿程度。湿度对手的形态有明显的诊断作用。

　　下面我们结合诊病实例、简述一下形色手诊的具体过程。

　　张某，男，某大学研究生，1958年6月30日生，于1992年6月28日上午11：00时求诊，手诊图见图2-12。

　　先让诊者填一张"形色手诊病例表"，其形式见表3：

表3

| 出身时间 | 年 月 日时辰（农历） | | 诊查时间 | 年 月 日时辰 |
|---|---|---|---|---|
| 姓名 | 性别 | 民族 | | 籍贯 |
| 职业 | 工作单位 | | | 电话 |
| 地址 | | 通讯地址 | | 邮编 |

手征　（手图）

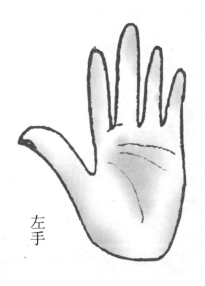
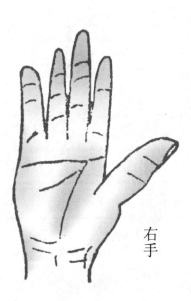

左手　　　　　　　　　　右手

掌中热者腑中热，掌中寒者腑中寒

| 诊查结论 | |
|---|---|
| | 签名 |
| 中西医诊查结论 | |
| 求诊者自述 | |
| | 签名 |

请诊者端坐或站立，全身放松，排除杂念，意念自己的周身；

被诊者的手保持的状态为自然伸平，肌肉不紧不松，血液流畅（带手表和戒指应取下或稍候，等该部位恢复正常状态）。

按照看手征、定位和综合分析给出结论三个步骤进行操作。（参看本章八问题之开头文字）

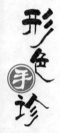

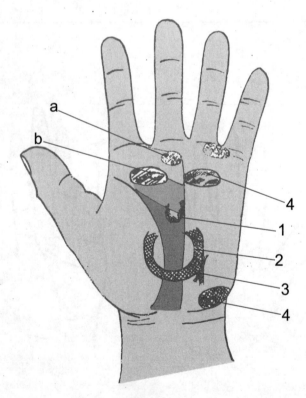

图2-12

运用连锁反应验证，是指人体器官或组织的病变不是孤立的，而是与其他器官有着这样那样的联系。譬如，患糖尿病的人不但要考虑本病，还要考虑其他脏器也许会同时出现病变，通过连锁反应，相互验证，排除错误的分析，找出正确的判断。从而提高诊病的准确率。

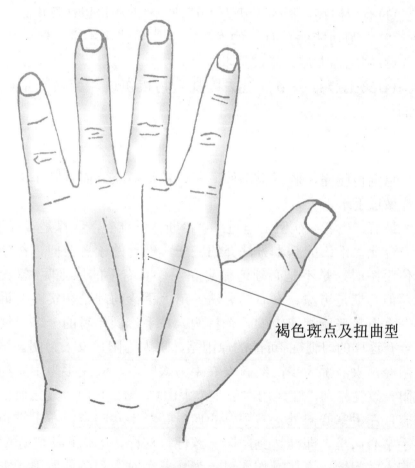

褐色斑点及扭曲型

图2-13

掌中热者腑中热，掌中寒者腑中寒

【其手征为】

(1)胃区有红色"u"型色征；

(2)大肠区有红、白相间的色征；

(3)阑尾区有青灰色征，与一条凹陷的线状形征；

(4)腰的投射区有花白的色征及一小凹陷的形征；

(5)手背第七腰椎区有褐色斑点。用指摸压，微感有扭曲状。(图 2-13)

【诊断结果】

(1)有胃溃疡，溃烂形状为"u"型。(面积可以计算出来。)

(2)大肠功能弱并有轻的炎症，症状为消化不良、腹痛。

(3)阑尾因炎症并施过手术。

(4)第七腰椎关节，过去因扛重物扭伤过，劳损严重，症状为腰痛。

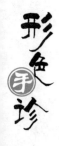

【自述】

总觉得腰痛，肠胃也不好，不仅胃怕受凉，而且肚子痛，阑尾因炎症做过手术。

最后，患者在病例上写道："诊断非常准确，我算是服气了"。

至此，手诊的基本方法介绍完毕，但有的读者会问，在使用对应定位手图时，是不是必须遵循男左手，女右手的原则呢?答案是不一定，但习惯是男左、女右的分法。形色手诊的理论和实践告诉我们，男左女右是普遍规律中的一个特例。是手诊操作者的一个习惯。为什么会有这样的习惯呢?可能的原因是，男人为阳，女人为阴。男左手为太阳经，女右手为少阴经。女右手为太阴经，女左手为阳明经。按照阴阳一致性原则，在运用对应定位手图(如图1-1)时，规定看法：对男同志，左手掌心向外，右手掌心向里。对于女同志，右手掌心向外，左手掌心向里。即能达到阴阳一致性，这样，不需再去考虑阴阳的方向和方面问题，直接操作即可。当然，有时客观条件所限，求诊者提供给我们的并非男左手女右手，这时，只需运用阴阳的一致性，把握正确的手面取向，用哪一只手作为"信息"源的"载体"都可以，不必择手。

# 第三章 形色手诊的理论依据

## 一、八卦定位之说明

人的手掌，所呈现的不同形色，是与气血运行状况有关。

在手掌上，视为八卦图样，将人体各部的组织器官与手掌的八卦位区，相互对应，谓之八卦定位。其定位图见图3-1。

由于八卦关系并非纯数理性的关系，而是包含时间、空间、季节、气候等诸因素。所以，八卦定位，是由可变因素，作因果分析的诊病方法。

八卦定位，是在对应定位基础上的深化。它不仅能使诊病接近准确，而且对于治疗很有参考价值。

人体气血，循经运行，其时序规律与八卦旋位规律是统一的。人的脏腑、肢体、皮骨……都会随着季节、气候、时序的变化而有不同反映——体表色征——这些变化、反映，说明人体与自然之适应和不适应。气血运行，把人体各部的"好坏信息"，通过经络，以形色状态表现于手，从而构成手诊依据。（一般的说，在子、卯、午、酉时辰内，手的形色差别明显。）

近些年来，我们根据中医古籍中有关手征气血方面的论述，参考今人所著关于子午流注之说，通过对众多人的实际验证，确定了我们认为能把手诊问题说清楚的"八卦定位手诊图"，配以脏腑肢体之对应区。其实，古人早已论及卦位对应时辰的问题。八卦位的巡回运行，与时辰区的旋转往复，两者是同步的。因此，"八卦定位手诊图"中的八个位，与地支时辰的十二个区，总是一一对应着的。这也正反映出，经循阴阳，按时行穴的规律。如果说，在丑时震位内五行属木，对应肝经，归足厥阴，那么，辰时的兑位，未时的巽位，归胃脾经，五行属土；震、兑、巽三卦位均显色征，至少可以诊为木克土症。假如，想把病情说得"完整"，又去引伸卦位、爻辞、据象推论，那就大可不必了！因为那会形成：繁琐哲学；牵强解释。

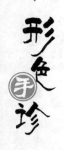

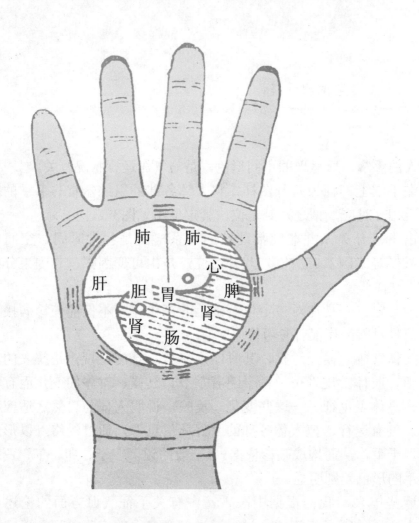

**女性手 3-1 A**

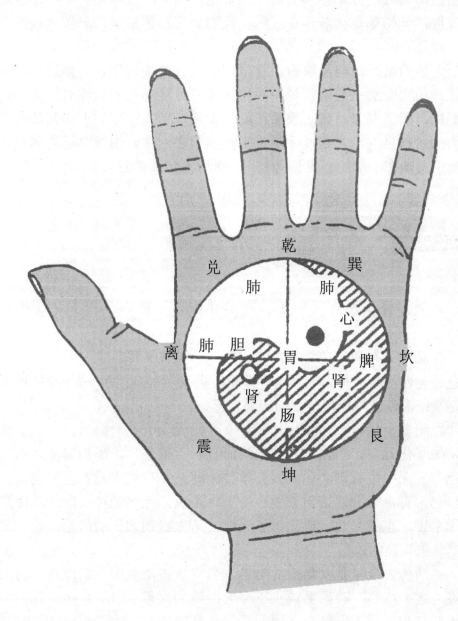

乾
兑　　　　巽
肺　　肺
　　　　心
离　肺　胆　　　脾　坎
　　　　胃　肾
　肾　　肠
震　　　坤
　　　　艮

男性手　3-1 B

掌中热者腑中热，掌中寒者腑中寒

八卦的高深之处，就在于其辨证内涵的两个字——阴阳。宇宙是由阴阳构成；万物赖以阴阳二气资生；阴阳相互旋变，事物在运动中发展，一切都是相对存在着的。我们进行形色手诊，思考问题的总旨，就是阴阳。

　　人体的组织结构及细胞，都是阴阳组合的统一体。人体这种阴阳属性，用当今病生理语言说，叫做人体所处状态。阴阳相对平衡，谓之健康；阴气偏重，谓之虚症；阳气偏盛，谓之实症。人体某部阴阳失衡的"信息"，是通过手足三阴、三阳之六经，由气血运达体表，为形色反映在手掌的相应卦位上——呈现人体某部阴阳失衡状况。

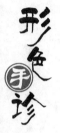

## 二、太极八卦由来说

　　古籍注释太虚：太即大，是无极限；虚即一，谓之元（炁）（气）。

　　在濛茫未开的宇宙之初，混混沌沌。无气无垠，它无声、无形、无色、无性。古人把太虚画为"零图"来表示（〇）；图3-2太虚的原本就是濛茫混沌元气无垠，一切皆无、皆空。

　　经纪多少亿年?方始宇宙成因?《太始天元大论》提出："太虚寥廓，肇基化元"。"元"是指炁气而言。"肇基"，所指混沌之初。"化"，无中生有谓之化。《公羊传·解诂》说："元者，气也，无形以起，有形以分，造出天地……"。是说，元气经过长期运动而形成了宇宙，也就是说，造化出了天地。从太虚到太极的问题，是以阴阳二气来论述的。

　　神话传说最早是女娲氏的弟弟，名叫盘古，他用一柄巨斧，将原本混沌之太虚(宇宙)，劈成上下分为两瓣的太极(天地)……。我们不须再问"盘古开天辟地"，用的是什么样的斧?他和女娲是从哪来的?因为，这个神话传说，已证明了在中国青铜器时代前后的先民，在编织的故事中已经表现出了高度的联想力。但是，历史又过去了四千多年之后，到公元十六世纪时，法国出了个笛卡儿，他那"宇宙物质惟一，广延运动变化"的学说，从一个侧面佐证了太极图理的高度抽象性。20世纪中期，欧洲的科学家借助射天望远巨镜。发现了宇宙的黑白洞。提出宇宙爆炸，云尘旋聚成星系而天体的学说，这又从多方面说明了太极八卦图的完全客观性。《易·系辞》篇中早已有述："古庖羲氏，……仰则观象于天，俯则察法于地，观鸟兽之纹与地之宜，近取诸身，远取诸物，于是始作易八卦……可见，中国古代先民，从开始认知世界，就表现出了全时空、多方面的宏观融整气势，同时，也反映出了非常朴实的唯物观点。

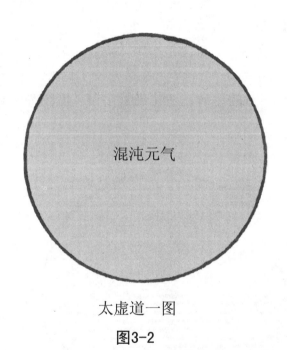

太虚道一图

**图3-2**

　　古文字"⚊"，即日月状之组合，含昼夜交错之意，寓四季往复之象。的确；由太虚到太极，从太极分阴阳；依据阴阳演八卦、列五行，释万千……这不仅体现了中国古代先民已经具有逻辑思维能力，而且也说明了华夏文明自起始就遵循着这样一种思维体系：整体观、模糊性、类比化。我们只就汉字的创造及其结构形式来看，更多的是反映象形、会意与假借，而汉字本身的整体观(方形方正，结构规范)，类比化(偏旁统一，取象定意)，模糊性(上下左右、四面延展)，可以证明一般。再以"卦"字来说，垒土为"圭"。圭测日影，古称晷景。先民积泥土垒高堆，为测日影，"卜"形似人执棍，把看到的日影"记录"在地，"圭"和"卜"并联起即"卦"字。古籍书云："卦者，推其晷景也，爻者，效比之也"。当然，今人要将八卦的单、复卦以及别、杂卦……之爻象与卦理都搞清楚，只有研读历代至今诸多《易》学大家们的专著。从《易经》至如今的易学书，都是解释八卦之爻象与卦理的。

孔子55岁时而立志学《易》，在他"韦编三绝"之后，曾感叹说："夫易广矣，大矣，以言乎天地间则备矣！"说明易理虽然深奥，但是孔子给了解释："易有太极，是生两仪，两仪生四象，四象生八卦，八卦生大业……"。两仪是指阴阳而说(图3-3)，四象是指四季、四方、时序、衍数(图3-4)，大业是指万千变化着的世界，或说，事物通过阴阳旋转(消长)的运动，造化出了宇宙、万物。

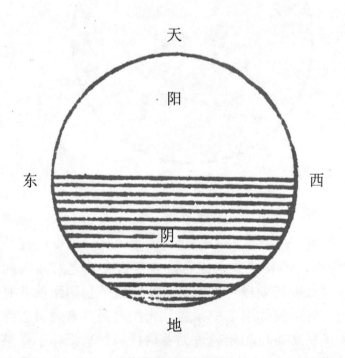

太极两仪图

图3-3

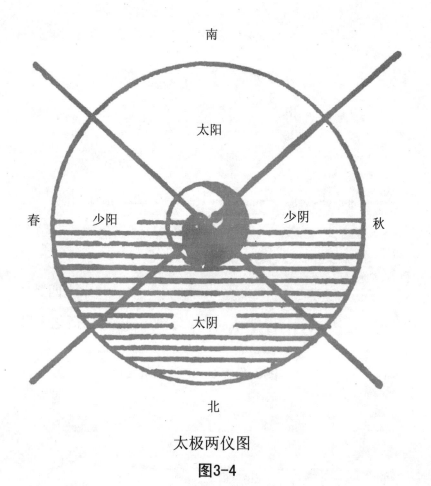

太极两仪图

图3-4

从古至今，诸多《易》书，都是首先阐释宇宙造化生成，万物变化繁衍，它们的"根"，就是阴阳二气。《易》书是运用八卦之象理解释万千的，其实八卦符号及其位数，也是依据阴阳二气的交互现象而排定的。按《易》书之理说，万事万物都是因其阴阳交错，旋复运动而生成、而变化、而发展。宋人朱熹在《周易本义》中就说："万物之生，负阴抱阳，莫不有太极，莫不有两仪，絪缊交感，变化无穷"。其太虚与六十四卦的变化关系见图3-5 A、B。

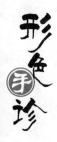

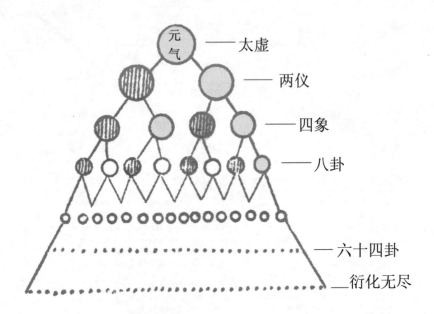

元气 ——太虚

——两仪

——四象

——八卦

——六十四卦

——衍化无尽

图3-5 A

| 坤 | 艮 | 坎 | 巽 | 震 | 離 | 兑 | 乾 | ——八卦 |
| :---: | :---: | :---: | :---: | :---: | :---: | :---: | :---: | :--- |
| 太 | 阴 | 少 | 阴 | 少 | 阳 | 太 | 阳 | ——四象 |
| 阴 | | | | 阳 | | | | ——两仪 |
| 元 气 | | | | | | | | ——太虚 |

图3-5 B

据说，伏羲氏"观天象"、"察地理"而始创立雏形之《八卦太极图》。此图后经唐末隐居武当山的方士陈抟之手，在校修过程中，参照东汉方士魏伯阳所著《周易参同契》中的炼丹图，绘制出了《八卦太极图》（见图3-6)陈抟将图交其弟子带出武当，密藏民间。（后来，此图流传于世即谓《伏羲先天八卦图》）（见图3-7)。

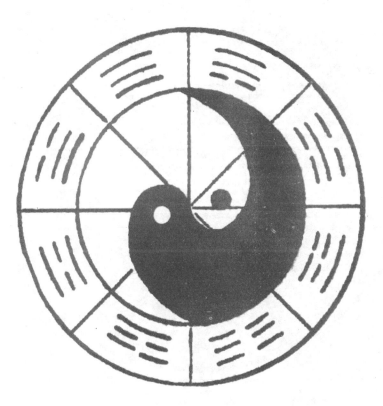

八卦太极图

**图3-6**

掌中热者腑中热，掌中寒者腑中寒

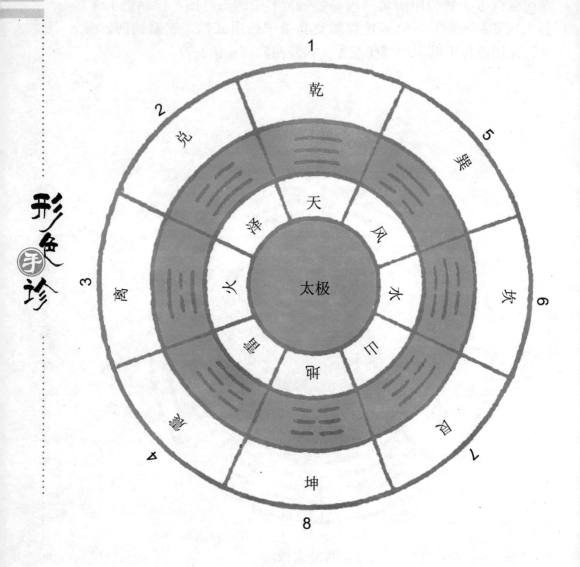

伏羲先天八卦图

图3-7

《后天八卦图》的成因，史载：西伯（后称文王）被囚羑里，藉《先天》八卦之象意，寓灭商兴周之谋略，史称"文王被囚而演周易"之说："帝出乎震，齐乎巽，相见乎离，致役乎坤，说言乎兑，战乎乾，劳乎坎，成乎艮"。西伯出狱之后，就是按此谋略进行的：春时起义、夏时集兵，秋时征伐（灭纣），冬时劳军（封爵），又春，始成周朝帝业。由于文王义举，顺天时应地利，运用五行相生之理，从而取得周氏天下，南宋时，朱熹等人依据《易传·说卦》篇的此段文字，把离坎位南北为夏冬，把震兑位东西为春秋；乾巽对隅西北东南，坤艮对隅西南东北，并按季节、时序作了计算。定出严格的作图规范，绘制出了《文王八卦图》（也称《文王后天八卦图》）。

　　由于《周易》比之《连山》《归藏》更为完善，所以在阐释卦爻之象理时，已把《先天》图的中心环内，作以太极阴阳为据，从而展示宇宙万物之消长、生灭、动静、寒热、表里、上下……其相互关系是，互为存在、互为条件、相互制约、相互转化的对立统一，揭示了事物变化发展的基本规律。

 **1. 八卦符号是怎么来的？**

　　唐朝孔颖达在其《周易正义·序》中说："古圣人初画八卦，设刚柔两画象两气也。布以三位，象三才也。"这已说明阴爻和阳爻。是为表示阴气和阳气而设立的。同时也规定了天地、风雷、水火、山泽两相对待（对应）爻数之合达到统一。

　　今人王玉德等所编著的《神秘的八卦》中，引证了张政朗先生所论："八卦是古人对于数，已有了奇偶分类观念的基础上建立起来的。是数理方面的一种抽象概念的产生和应用的实录"。

　　我们是否可以这样作些说明：中国古代先民，对宇宙的认识，是从"观天"、"察地"开始，看到了昼有太阳，夜有星辰，还有那大自然的五彩缤纷；感到了昼夜有长短，寒暑有轮回，以及随季节才有的水火风雷……人的思维能力，是随着时间和感知而不断发展的。在尚无文字的远古时期，先民要把所见、所感的诸多事物作以"记载"，总用结绳来记，是无济于事的，很有可能采用竹枝、草梗诸物，模拟天、地、水、火……摆出形似样式，经继年月，取得认同；语言的丰富与发展，促进"样式"逐渐简化、逐步抽象，最后形成八个爻数奇偶各占一半的符号，并逐个赋予特定的内涵；再把晷景测时的认识纳入，以黑白各半的"太极圆"示昼夜，从而定出天地、四季的位置。将这八个符号按其象数内涵，等距对应的排列在"太极圆"的外周边。到了周朝又创造性的改原"水"、"火"之形，用以带眼睛的黑白双鱼，头尾相交置于"太极圆"内表示阴阳，从而较准确的定出天地、四方、四隅、四季、时序。中国先民借此《八卦太极图》，阐释宇宙间万千变化发展的一切事物。

奇数为阳，偶数为阴。

表示阳卦的符号：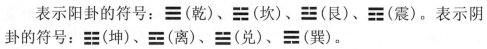（乾）、（坎）、（艮）、（震）。表示阴卦的符号：（坤）、（离）、（兑）、（巽）。

《八卦太极图》，依据阴阳旋复规律，确立空间时序方位；具体卦爻象数，阐释万千事物成因。所以说，《八卦太极图》之意，是从整体上抽象反映宇宙；其义，是为全面地说明宇宙变化。

何谓宇宙?古文中曰："上下四方谓之宇，古往今来谓之宙"。也就是说，空间为宇，时间为宙。

无数个像太阳那样的恒星体，以其各自的行星群，分别组成旋涡状运动的圆盘型，称之为银河系；而又和无数个类似于银河系的河外星系，构成统一，称为宇宙。

空间谓宇，时间谓宙。空间，是指人和万物生成所占据的地位；时间，是指人和万物变化所经历的过程。宇宙，在空间上是无边无际的；在时间上是无始无终的。宇宙中的一切物质(大至星球、小至草木)，都是各自按其规律，在一定的时间和空间里，不停地运动着变化着……

## 2．从卦图的成因诸多说

每个八封符号都寓意着一种自然现象：天地、风雷、水火、山泽，并指出其阴阳消长之相互关系。

《周易大传·系辞》中言："在天成象，在地成形"。是说，八卦原本是由天地给予的。是怎么给的呢？"太极动静而阴阳分"。"阴阳分，天地立"。连天地都得有阴阳么，那八卦符号也得有阴爻和阳爻之分。所以《说卦传》讲："天地定位，山泽气通，风雷相搏，水火不相射，八卦相错，数往者顺，知来者逆……"。以通俗的话来说就是，天和地的位置已经固定，山（艮）与泽（兑）互联系，雷（震）与风（巽）相撞击，水（坎）与火（离）不能相容；八个卦是相互对待、相互对峙、阴阳交错着的；你想明白以往的事理吗?就可顺时推述；要想知道未来情景如何?就需逆时阐释，所谓《易》释*，先把卦位象数说清楚：乾为一，坤为八，这两者定上下；离为三，坎为六，分列左右；艮为七与兑为二、震为四和巽为五，它们两两对应（相互对待）。从卦图看，一、二、三、四，是逆时数，向左旋、象征阴阳正处交感；五、六、七、八，是顺时数，向右转，象征事物已在发展。

三国魏人王弼，在《说卦》中有句名言："以类比论事，而触类旁通；触类可为其象，合意可为其征"。是古人用意取象，以象喻理的至宗说法。比如：乾——喻阳、喻刚，喻天，喻父；坤——喻阴，喻柔，喻地，喻母。（以此类推其他事物）

---

* 关于太极图的来源问题，近几年，不少《易》学专家，依据史料，各有论著。一种意见是，太极图来自《道藏》的《上方大洞真无妙经》中之《太极先天图》。是由宋初《易》学高人陈抟，为示炼丹之用，刻于华山石壁，谓《无极图》。后又参照《水火匡廓图》，绘制出了《先天八卦太极图》。陈将图传弟子……历经辗转，到了南宋时，由朱熹《周易本义》刊出，公诸于世，流传至今。另种意见是，……陈抟从《三五至精图》《水火匡廓图》得启发，结合《系辞传》对"天地风雷水火山泽"之八卦定义，重新组合64卦，创制（画）出了《八卦太极图》，冠以"伏羲"名义（后人称为《先天》之图），用意"早于文王"（后人称文王图为《后天》图)的八卦图。陈将该图传其弟子种放，种又将图交与师弟张无梦藏于四川民间。北宋邵雍、南宋朱熹，都曾派人入川寻觅此图，但均未获得。直到明初，刘伯温发现此图，将之于世，流传至今。

古有龙马，出于渭河，背生图纹，"伏羲取而法之"。这是说，古庖羲氏，"近取诸身"，将龙马背上长的斑纹画了下来，定为八卦符号，不多不少，正好八种。(?)古人这种说法，目的为了让人相信，这是神给予的，天意不可违反，谁也不能改变。当然，这是一种迷信托借之说。然而，这与伏羲"观象于天"是很有关系的。证明《易》书中的"河出图，洛出书，圣人则之"。此说，不是没有根据的。在《河图》上，有三层黑白圆圈有序的排列在上下左右，当中是五个圈。有人曾说，《八卦太极图》是受《河图》的启发，进而演释而成的。其根据是：古人农(牧)作，春种秋收，由于生产活动与生活安排，已注意到星辰运行与气候的关系，而气候又跟季节有关。如果是在汉中、中原、冀中三个地区，在同季节时同时用眼睛去观察北中天星云位的变换，只能说无差异。当然，古人只能用眼睛，在转动的地球一隅去观测运行中的星云体系，也只能在星座的"界限间"定时序。如果说，《河图》的中心"五"，就是古人用眼睛看到的北斗五星，那么，以它为中点，用天罡星(北斗星柄)作指向，沿黄道进行旋转，斗柄所指向的廿八宿之"界限内"的星座，其数在四正方向分割，正好与《河图》之四正方向所标的圆圈数相等；同时，也可找到四季、节气的更换时间，以及地球自转360°的一个周期是昼夜24(±)小时；绕太阳公转的一个周期是365(±)天。古人是否就是这样找到的时序规律呢?正如李洲先生其《易学综述》中所说："《河图》的中心五，是从北斗星来的是无疑的。根据廿八宿摆布于北极天顺时针旋转的方位，去寻找所对应的星座数：北方1.6；南方2.7；东方3.8；西方4.9；(见图3-8)各有星座所居……。"正是如此，《河图》中间以及四方所之数，与北斗及其周围星座(人用眼睛可看见的)之数，基本上是对应一致。(见图3-9)。

地球沿轨道、水平状，由西而东、旋转运行；自转遵循赤道平面，公转依据黄道面行，黄赤道的交角是23°26′21″。因而形成太阳直射点在南北回归线间有了往返运动，从而使地球的时序划出了春

分、夏至、秋分、冬至，四个节气的界限。（见图3-10）

从图3-3看，在圆内黑白等分，上为阳，下为阴并表示昼夜关系。白天太阳从东而出，经南天至西落；自西坠入地平线下、经北天而又东出时，是为黑夜。昼夜一个轮回。就为地球自身旋转的一个周期。周而复始。

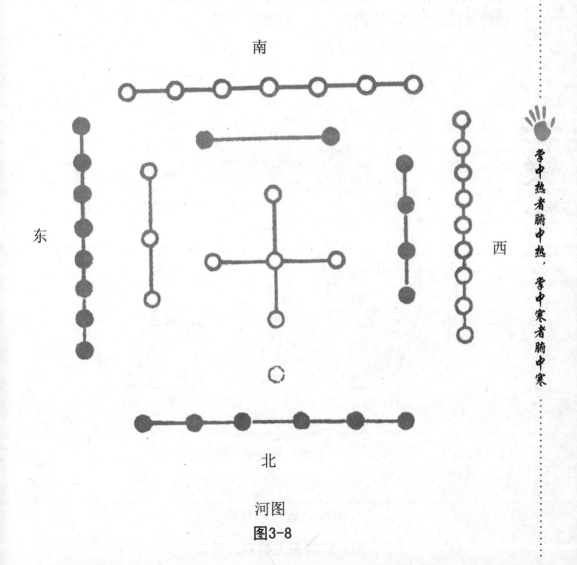

河图

图3-8

掌中热者腑中热，掌中寒者腑中寒

以图3-4、图3-6说，自坤（☷）位始，向左转。为太阴，象意：示冬至、示北方、示夜晚；从离（☲）位而右转。为少阳，象意：示春分、示东方、示上午；由乾（☰）位再右转，为太阳，象意：示夏至、示南方、示中午；至（☵）位又左行，为少阴，象意：示秋分、示西方、示下午。继而左行，重回坤位。地球围绕太阳公转，周期一年，历经廿四个节气；阴阳作旋转，往复又一年。

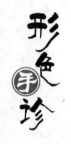

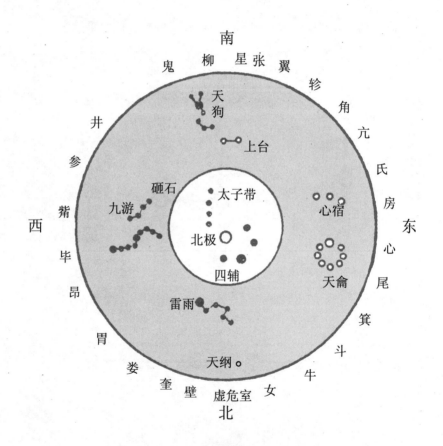

河图之数对应星宿

**图3-9 河图之数对应星宿**

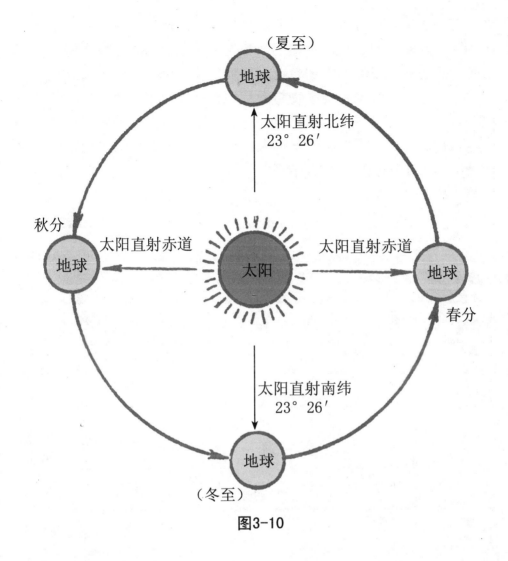

（夏至）

地球

太阳直射北纬
23° 26′

秋分

地球

太阳直射赤道

太阳

太阳直射赤道

地球

春分

太阳直射南纬
23° 26′

地球

（冬至）

图3-10

## 三、五行顺逆主生克

　　阴阳与五行，都是中国古代很重要的哲学观点。也是中国先民通过长期的生产与生活实践的结果。据载，约在殷商时期，人们就对金、木、水、火、土这五种物质有了基本认识。《尚书·大传》中述："水火者，百姓之所饮食者也；金木者，百姓之所兴作者也；土者，万物之所资生者也；此五者也，为人之用也"。说明人们已经认识到了金、木、水、火、土是生产和生活必须的物质资料。随着社会进步、思想文化发展，人们将这五种物质属性(金、木、水、火、土)作为基准，然后根据各种事物与五行的相近性和相似性等方面进行统一归属，从而把世界万千事物(自然的，社会的)分别纳入五行界定之中。《吕氏春秋·十二纪》就把人们日常生活常见事物，均分别归类五种，和五行属性对应。(见表4)

表4

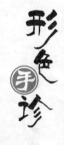

| 五行 | 五色 | 五音 | 五味 | 五脏 | 五谷 | 五辛 | 五动 | 五干 | 五季 | 注 |
|---|---|---|---|---|---|---|---|---|---|---|
| 木 | 青 | 角 | 酸 | 肝 | 稻 | 葱 | 生 | 甲乙 | 春 | 五经 五轮 五徵 五福 五德 五帝 |
| 土 | 黄 | 宫 | 甜 | 脾 | 粱 | 蒜 | 化 | 戊己 | 长夏 | |
| 火 | 红 | 征 | 苦 | 心 | 麦 | 姜 | 长 | 丙丁 | 夏 | |
| 金 | 白 | 商 | 辣 | 肺 | 黍 | 芥 | 收 | 庚辛 | 秋 | |
| 水 | 黑 | 羽 | 咸 | 肾 | 豆 | 韭 | 藏 | 壬癸 | 冬 | |

说明：中国古代五音奏乐之宫、商、角、徵、羽，即当今简谱所用：1(刀)、2(来)、3(咪)、5(扫)、6(拉)。关于五行学说。把宇宙事物，社会人事，统一分别纳入五行界定，是否科学，并非本文所要涉及的问题。

五行用于人体，是对生理现象和病理状况之内在规律的认识。它在中医、中药、针灸的理论体系中，占有极重要的位置。几千年来，在辨证施治中，五行阴阳发挥了巨大作用。

五行学说的基本原理，是说宇宙间的一切事物，均在五行属性范围之中，由于五种属性间的关系，发生的相互作用，使之事物才有不同状态的反映。因为，宇宙间的万千事物，都是处在运动中而变化发展。人体生命活动也是如此，一生处于健康——疾病——健康——疾病……的运动中。五行学说在医学，就是利用五行属性之生克乘侮关系，采用一定的治疗方法，予以调整机体机能恢复健康，消除疾病。也就是说，中医辨证施治原则是以朴素辩证唯物主义观点来说明人体总是处在平衡与不平衡、对立统一的矛盾运动之中；平衡只是相对的，不平衡是绝对的。

张弘强与杜文杰在所著《从气慑生图说》中述："人体生命，是自然界的一个分子，自然界行为的属性，直接控制着人体生命行为的属性，人体生命行为的属性，就是自然界行为属性的一个缩影"。所以，自然界之行为属性与人体生命的行为属性，是相互对应的关系，需要与之协调一致。譬如，季节气候的变化，就会直接影响人体生理变化，机体需要与之相适应。如人体与自然不相应，失去动态平衡，就会生病。因为人是自然界的生物之一，时刻在与自然环境接触，人与自然的关系密切、相通。古人谓曰："人禀天地之气生。人与天地而相应"。天地是自然界，相应是说时序变化，人体就有相应反映。所谓"生气通天，阴阳应象"，说明人在受到自然影响之时，必然产生积极的适应性……所以人与自然的关系是通过"气"与"信息"的交换进行调整。例如，春夏阳气发散，人的气血趋向体表，相应之反映是皮肤松软、毛孔开放、多汗散热；秋冬阳气收潜，人体气血趋向体内，相应之反映是皮肤紧硬、毛孔团缩、多尿蓄热。

一年四季，春气主生，夏气主长，秋气主收，冬气主藏；一天四序，早上为春，中午为夏，傍晚为秋，夜半为冬。这是依据季节时序的自然规律，引申景象于人体而说的。生命需与自然统一，人体之"气"的变化与四季时序的生、长、收、藏规律相一致。早上，人体之"春"气生，病气即弱；中午，人体之"夏"气长，病气则微；傍晚，人体之"秋"气收，病气活跃；夜半，人体之"冬"气藏，病气猖獗。因而人体患病，常是表现白天症轻、晚上症重。

古人所论养生之道，均循生、长、收、藏之自然规律，从生活起居到生产作息……无不如此。目的是一个：保持人体的内外平衡达到健康而无病能进行劳作。

【五行生克的关系】

五行生克关系，是指五行之间增、消、长、退的相互作用。

五行之间的相生关系是，木生火，火生土，土生金，金生水，水生木。

五行之间的相克关系是，木克土，土克水，水克火，火克金，金克木。

在相生关系中，任何一"行"，都有"生我"与"我生"这两个方面的关系。这种两面关系，在中医学中谓"母子承"的关系。

在相克关系中，任何一"行"，都有"克我"和"我克"这两个方面的关系。这种两面关系，在中医学中谓"子母侮"的关系。当然，相生与相克，从整体上来说不可分割，因为，事物的变化发展，是其矛盾运动的结果，运动过程中的动态平衡，乃是事物存在的一般规律。相生、相克的"互为"，确对事物的变化发展，起到了协调、促进作用。

所谓相生：即此种物质对另种物质具有生发、增强作用。如，木生火(木燃而火)；火生土(燃灰变土)……《命理探源》中说："金生水者，少阴之气温润流泽，销金而为水，故金生水；水生木者，水润下而能出(是指树得水而生长)，故水生木也"。

所谓相克：即此种物质对另种物质具有抑制、减弱作用。如水克火(泼水熄火)；火克金(烈火溶金——当然，这个"金"，系泛指铜、铁、铅、等金属)；古人曾云："刚胜柔，故金克木；专胜散，故木克土；实胜虚，故土克水……"。(胜就是克)五行相生相克关系见图3-11。

所谓乘侮：乘，即乘虚(机)而入之意；侮，即欺强(烈)凌盛之意五行相乘相侮关系见图3-12。在形色手诊中，遇有盛烈之色，(后章专述自身调阴阳，双手却疾病之内容，故需施治不逆五行之理。)仍循中医辨证论治原则：可扶弱抑强，可凌盛助衰；如治木克土症，可抑水弱木而助土，可壮火焙土而平木。虽说"相乘"与"相克"的意义类似，"相侮"与"反克"的意思一致，但是，不能忽视《医道还励所提警句："莫道相克不相生，使之忘克而求生，从云能生不能克，

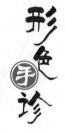

更虑被克而难生"。如前所说，木克土症，若抑木则火衰而土收，平木则火更衰；若养木而壮火使土增，这也是助土之法。所以，张景岳云："是遵古法而不束泥"。

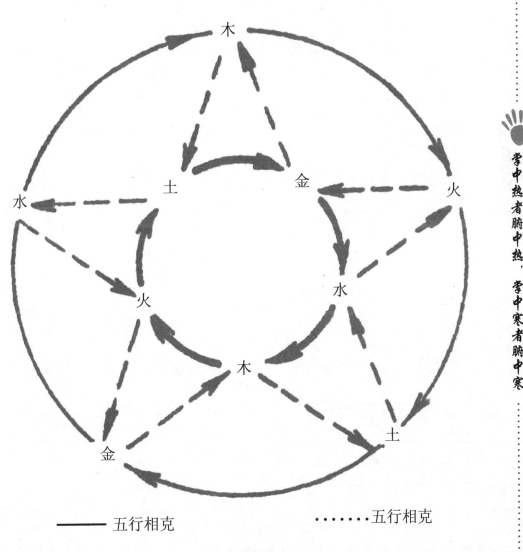

五行相克 ——— 五行相克 ·······五行相克

图3-11

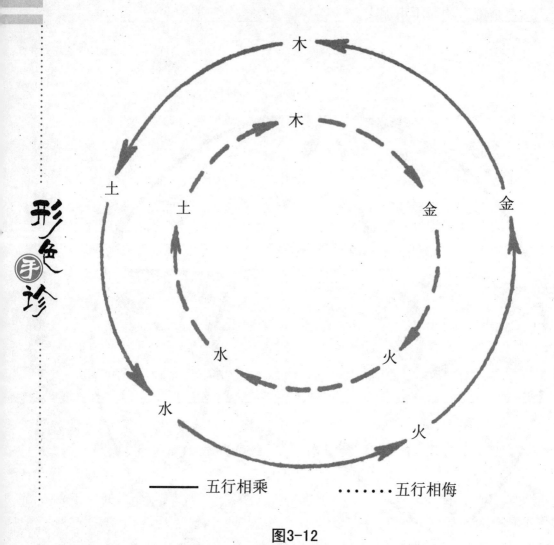

━━━ 五行相乘      ……… 五行相侮

图3-12

　　五行学说的基本内涵是"相生"与"相克"。而"生"与"克"这两个方面又是密不可分而相互联系着的：统一于世界万千事物之中；事物间又相互发生制化作用。所谓制化：相互制约，互为化生；制中有化，化中有制。汉仲景曰："无生则发育无由，无制则亢而为害；……故须生中有制，制中有生，从而运行不息，相反相成"。也就是说，事物内部以及事物之间，若无相克，事物则不平衡，若无相生，事物就不发展。结论：五行生克之理，蕴于万物之中。

**五行制化则律：**

木克土，土生金，而金又克木；火克金，金生水，而水又克火；土克水，水生木，而木又克土；金克木，木生火，而火又克金；水克火，火生土，而土又克水。

我们了解五行制化关系，是为了更好地指导形色手诊的实践活动。其五行属性分类见表5。

【五行对应于脏象】

"水润下，火炎上，木曲直，金从革，土稼穑"。是说：水的性质寒凉、滋润，趋势向下；火的性质炎热、明亮，趋势向上；木的性质有弯、有直，趋势生发；金的性质清肃、坚重，趋势收敛；土的性质容纳、养育，趋势予助。古人认为，这五类事物之间，存在相互化生、相互制约关系，从而促成自然界的变化与发展。

五行学说，也把人的五脏划定阴阳、归其五行类属，并以四季、五色之自然状，解释各个脏器的生理活动特点。如：

肝——五行属木，色为青，旺于春；喜条达而生发；应震离卦，位在东方。

心——五行属火，色为赤，盛于夏；好炽热作升腾；应乾卦，位在南方。

肺——五行属金，色为白，肃于秋；为萧杀能度敛；应坎艮卦，位在西方。

肾——五行属水，色为黑，降于冬；多寒凉且凝重；应坤卦，位在北方。

脾——五行属土，色为黄，守长夏；兴四时隐万物；应巽兑卦，位居中央。

五脏，是整个人体生理活动的重要组成部分。五脏之间，关系紧密，相互作用的影响比较大。因五脏各自有五行属性，而常在其生克关系上反映出来。

相生过程：肾水之"精"滋肝；肝木之"神"济心；心火之"热"湛土；脾土之"气"润肺；肺金之"收"济水；肾水……。（生生不息，依次循环）

相克过程：肺金不"收"而降浊，可致木"神"移位；肝木不疏欠达，可使"热"土壅结；脾土燥"气"，可竭涓涓肾水；肾水乏"精"，可促心火亢"烈"，火烈势"热"，可止金"收"太过……。（取类比象，以此推论）

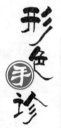

五行属性分类　　　　　　　　　　　　　　表5

| 五行\分类 | 木 | 火 | 土 | 金 | 水 |
|---|---|---|---|---|---|
| 脏器 | 肝 | 心 | 脾 | 肺 | 肾 |
| 颜色 | 青 | 赤 | 黄 | 白 | 黑 |
| 季节 | 春 | 夏 | 长夏 | 秋 | 冬 |
| 方隅 | 东 | 南 | 中 | 西 | 北 |
| 性情 | 怒 | 喜 | 思 | 悲 | 恐 |
| 天干 | 甲乙 | 丙丁 | 戊己 | 庚辛 | 壬癸 |
| 地支 | 寅卯 | 午己 | 丑辰未戌 | 申酉 | 子亥 |
| 八卦 | 震离 | 乾 | 巽兑 | 坎艮 | 坤 |
| 循径 | 足厥阴 | 手少阴 | 足太阴 | 手太阴 | 足少阴 |

关于五行乘侮：脾土壅结竭肾水，水不润下木不疏；看症似木克土，实则是土竭水反侮木。

【治法】

增水养木，使之"母壮子肥"。故而，在手诊实践中，如见形色复杂者，先把部位定准，辨明形色象征，再考虑其生克关系，然后进行分析：脏器对应手区，形色反映的浓淡凸凹状况；主要疾病其导引出的症情程度（制化发映）；采取"双手调阴阳"之功法，进行自身调治以使病症早愈。（关于"双手调阴阳，却病保健康"的治疗方法，将在以后出版的书中详细介绍。）

在这里自身调治方法，主要是以太极八卦之象，用"心为太极"（《观物外篇》）之理，结合"身有太极"（《周易本义》）之说，对应人体内的八个太极区：百会穴区、膻中穴区、气海穴区、五腧与命门穴区、左右手掌八卦区、双脚涌泉区，结合五行的生克乘侮关系按摩八个太极区来治疗疾病，达到身体健康。

## 四、阴阳旋复引经络

阴阳，是个哲学概念。是中国先民所创立的一种唯象理论，其表现是逻辑推理的思维方法。

从太虚而太极，谓："太极动静而分阴阳……阴阳分，天地立"。天象，为动、为阳、为刚；地象、为静、为阴、为柔。《系辞》中解："动之极则柔，静之极则刚；刚柔相推而生变化……刚柔者，昼夜之象也"。由于阴阳二气推动，才有天地。才有昼夜、才有寒暑、才有万物、才有男女……；时序的季节、气候、昼夜……都分阴阳，人体的五脏、六腑、皮骨也分阴阳。阴阳旋复，刚柔相济：阴中有阳，阳中有阴；阳中之阳，阴中之阴……

阴阳组合，说明变化，是以太极图来表示，黑白双鱼头尾相交，其相互间所呈现的临界曲线（是S形样），是反映宇宙间一切事物（自然的，社会的)的阴(静)、阳(动)、消(变)、长(化)运动发展之规律线。

《易》之宗旨，是讲万物之生、长、衰、灭，互为阴阳变化的道理。事物矛盾，促其变化；矛盾统一，事物发展。阴阳的含意尤深，潜隐着变化因素。阴阳既是事物内部及外部之相关联的概念，那么，阴阳即有事物内部的矛盾统一关系，也有与外部的相反相关的矛盾统一的运动。所以，阴阳学说所揭示的规律，符合矛盾运动与对立统一的观点。《易》书已有论述：阴阳互为依存，"阴在内，阳之守，阳在外，阴之使"。阴阳动静消长，"阴阳互根，动静有序……阳极必阴，阴极必阳"。

自周至清，几千年来，阴阳观念，一脉相承：从天文地理到军事政治；从文学艺术到城郭建筑；从都市商贸到乡村桑农；从宫廷装饰到民间习俗……无不体现阴阳含意。人体也不例外，中国最早的医书《内经》，就把人体的生理现象和病理变化情况，以及诊病用药等，均以阴阳学说作为理论支柱。

阴阳属性，旋复运动，在一定的时空条件下，各自向着相反的方向转化。从季节上来说，有寒来暑往的变换。天有昼夜始终之轮回。人体分四肢，内部脏腑，又分奇恒，其脏器又与诸窍相通……人与自然，就是在阴阳规律的统一下，相互对应着的，并不断地进行着旋复运动。其运行规律见图3-13。

【天人感应的说法】

《易·说卦篇》载："昔圣人作易也，将以顺生命之理，是以立天之道曰阴阳，立地之道曰柔刚，立人之道曰仁义……"此段话是解说天、地、人这"三极"(也谓"三才")，均源于阴阳。认为人是由阴阳两性的物质所产生和形成的。中医古籍《黄帝内经·素问》中说："生之本，于阴阳"。《生气通天论》篇释："阳生阴长，阳杀阴藏；阳化气，阴成形"。正因为"人生有形，不离阴阳"。所以要"提挈天地之气，把握阴阳之机"。人要没病而要健康长寿，不仅要保持体内的阴阳平衡，而且要能和宇宙的阴阳适应。若能做到这样，那人就会"处天地之和，从八风之理；法则天地，象似日月；调之阴阳，顺于四时"。(摘《上古天真论篇》句)可见，只要顺从阴阳规律，去生活、去劳作，就能减少疾病、增进健康。

南

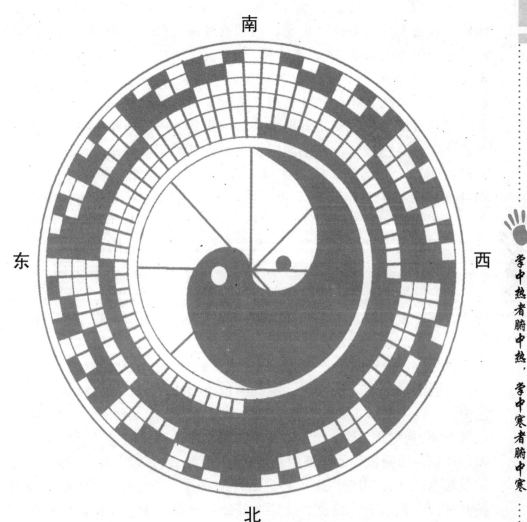

东

西

北

注：此图系仿制于李仕澂教授所绘"伏羲太极64卦时
刻方位图"之部分。

图3-13　（阴阳旋复循经示意图）

天地人谓"三才"。或者说是三个太极。天与地的阴阳关系是统
一的，人，除了自身内部阴阳需要统一之外，还需要和天地（包括万
物）阴阳达到统一。古人养生，说从"天人感应"达到"天人合一"，
其中道理就是如此。是把天地万物作为一个大宇宙，而把人体作为一

个小宇宙；大小宇宙应该是在四季交换、昼夜轮回的阴阳交感过程中，实现相互间的动态统一与平衡，达到"天人合一"。如果人有了疾病，说明人体阴阳失却平衡。病症的轻重缓急，又说明着失衡的时间长短与失衡的力度(大、小、强弱)状况。所以，作为人体这个小宇宙系统的子系统——左右手掌，疾病"信息"，必然在其对应区内反映出其母系统之相对部位的患病情况。而这些"内部"情况在手掌上，是通过形与色的变化表现出来。《素问·阴阳应象大论》中讲："善诊者，察色按脉，先别阴阳，……审其阴阳，以别柔刚……"。五脏为阴，六腑为阳；五脏之间，又分阴阳；上下、左右、前后，均分列阳阴；浓与暗为阴，淡与明为阳。《望法阴阳总论》中说："体，以脏腑部位为体，用，以气色诊法为用；体用分观，可识其常，体用合观，可通其变"。心肺属阳，肺为阳中之阴，心为阳中之阳；肝脾肾属阴，肾为阴中之阴，脾为阴中至阴，肝为阴中之阳。

如：肝属木，色为青，旺于青，位在东，归经少阳；心属火，色为赤，盛于夏，位在南，归经太阳；肺属金，色为白，收于秋，位在西，归经少阴；肾属水，色为黑，藏于冬，位在北，归经太阴；脾属土，色为黄，位贯四季守长夏。居中央，归(脾胃统一)经阳明。

一般的说，浮、表、清、淡的颜色为阳症；沉、里；浊、浓的颜色为阴症。当然，主要的是先考虑手掌区所对应的是何脏位?现时正处在何季节?何时辰?因为，人体气血的机制作用应是随着节气而变的，如显反象，说明机体的该部位功能失常。(参看表4、表5，五行对应之季节与色)所以，考虑以上所述之后再作察看：气色示于某脏位，病则在其脏；气色示于某腑位，病则在其腑；气色示于某肢位，疾则在其肢；气色示于胸上、腑下，以及头臀位区，则疾在九窍(眼、鼻、耳、口、尿道、肛门)及脑部，但必须作细致观察与分析。所谓："察之微象，由是而观"。《望法总论》中云："欲知病色，先知常色。常色有变，故而为鉴……"也就是说，健康人的手色，应该显有平常之色：不浮、不沉、不浊、不浓，光亮红润，抚之微温。

在进行形色手诊时，须要注意两个问题。

第一，由于诸多的客观因素，如：情绪正在激动；刚刚结束劳动，室内外温差大等这些暂时的客观因素常影响"正常"气色的反映，必须排除。所以，在进行形色手诊时，先稍休息，诊者与被诊者，双方都要达到气平、心静。被诊者做到，万念皆无；施诊者做到，全神贯注。

第二，因其病症较多，气色复杂交错。遇此情况，原则三条：依据四时；先看主色；辨其阴阳。（须掌握本书前章"对应定位"篇之"过渡色"）。因为，只了解"五色形于外，五脏应于内"是不够的，要懂得"阴阳相旋转，脏腑相关联"之理才会弄清"色应乎脏，然又对应其腑；色应乎腑，而亦对应其脏"的辨证论诊法。《气色主病》篇曰："既知气色之主，当知脏腑主病。"

另外，在有多色反映的情形时，更须按五行生克关系论：里赤表黄、里黄表白、里白表黑、里黑表青、里青表赤者，均为相生之色；里青表黄、里黄表黑、里白表青、里黑表赤、里赤表白者，均为相克之色。当然，整个手掌气色的明亮光泽与暗涩，又是全面反映机体功能盛衰状况的（这很重要）；相生与相克之色的表（浮层）里（底层），其浓淡对比度，也能说明其症情的变化与发展趋势。

【经络阴阳应统一】

我们从时令上已知道，春气主生，夏气主长，秋气主收，冬气主藏。从阴阳说，秋冬为阴，春夏为阳；寒、湿、疼为阴，热、干、肿为阳。人体患病，与时相符，谓之"顺时症"；病情变化，与时相悖，则谓"逆时症"。但在诊治上都须按《素问·应象论》所规定的"阳病治阴，阴病治阳"这个总纲之原则进行。所以，应该想到"症随经络显，经随阴阳行"的古训。

第一，《难经·七十四》曰："经言春刺井(穴)，夏刺荥(穴)，长夏刺俞(穴)，秋刺经(穴)，冬刺合(穴)者，何谓也?然：春，……邪在肝；夏……邪在心；长夏……邪在脾；秋……邪在肺；冬……邪在肾"。为什么要这么说呢?这是指一般的"顺时症"而言的。《素问·平人气象论》曰："脉有逆，违四时……春夏而脉瘦，秋冬而浮大，命曰逆四时也……风热而脉静，泄脱而脉实，……命曰逆四时也"。虽说的是脉象，而气血循时亦应如此，如若与时之常色相反即为有病。当然，进行形色手诊，也应遵照此理。

第二，《脉要精微论》中云："精明五色，乃气之华"。是说色为气之光华；色是脏腑气血的外在表现。而气血的物质基础是精；"五脏藏精，六腑受谷"，所以，精的光华又是由气色反映于外。当然，气色的运行"通道"是靠经络。所谓：任督二脉、十二经、三百六十五络，使之"气血内通五脏六腑，外达四肢九窍"（眼、耳、鼻、口、尿道、肛门、合为九窍）。《内经·灵枢卫气篇》说"五脏者，所以藏精神魂魄也，六腑者，所以受水谷而行化物也，其气，内于五脏而外络肢节……阴阳相随，内外相贯，如环之无端，亭亭淳淳乎……"。说明气血在人体内，是做环状运动，川流不息，是靠经络"通道"而完成的。

中医学的取类比象，由几微而天地。形象地描述了经络和人体脏腑之间的关系。阐述了经络的循环往复的运行规律及其在维持人体机能，调节阴阳的作用。

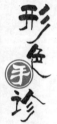

## 五、八卦定位手掌中

所谓形色手诊之八卦定位，是以《八卦太极图》（参看图3-6）之阴阳旋复，按季节、时序、卦位，对应形色循经的部位，进行细察；再按形色程度，分析"生"、"克"情况，结合七情、六淫方面问题，作出病症解释。

七情：喜、怒、愁、哀、思、惊、恐。六淫：风、寒、暑、湿、燥、热。

形色手诊之八卦定位，是怎么来的？简而言之：就是运用中医"望诊"和"取类·比象"及"生物全息律"的方法来确定的。其八卦定位的表现方式在男女手掌上是不同的，其定位图见3-14，3-15。

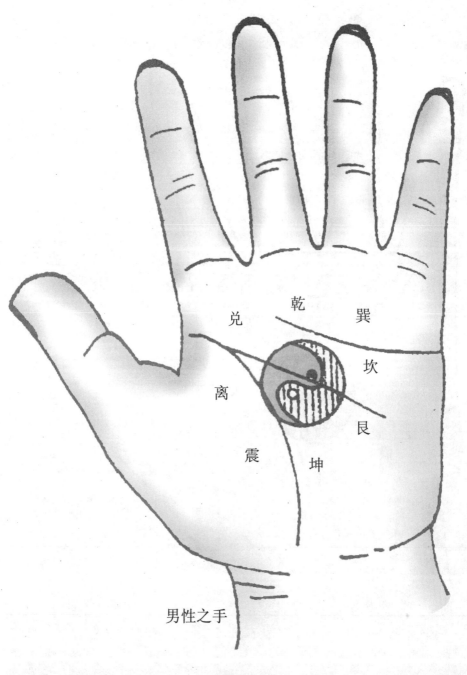

乾
兑          巽

坎

离
震          艮

坤

男性之手

图3-14

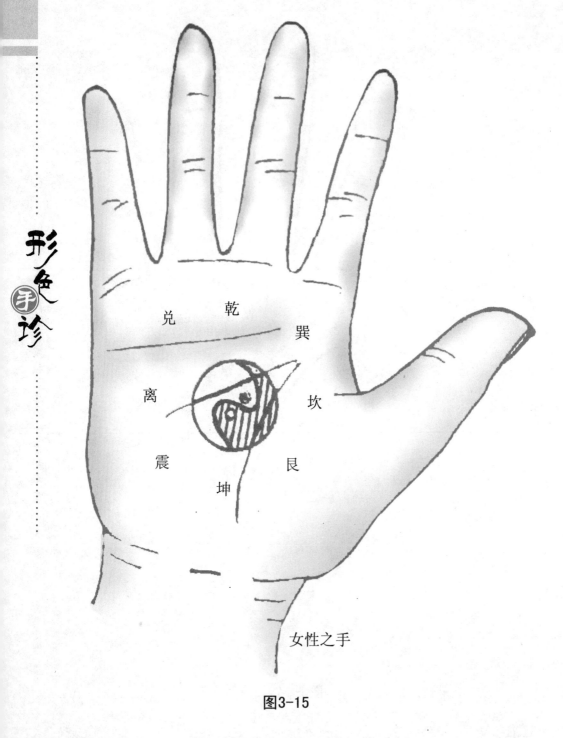

兑　乾　巽

离　　　坎

震　　　艮

坤

女性之手

图3-15

**1. 五行与八卦对位**

根据《易》说，各个卦符均为一宫，谓之本宫：乾宫、兑宫、离宫、震宫、巽宫、坎宫、艮宫、坤宫。各宫均有五行属性；乾宫属火，震宫离宫属木，坎宫艮宫属金，巽宫兑宫属土，坤宫属水(若八宫爻变出六十四卦，也以本宫为准，本宫之卦属哪"行"，该宫之其他卦也属哪"行")。

古人在丹书中，阐释五行阴阳对应干支、八卦时，是从象意上把与五行属性相关、相连的五种事物，运气作化，进行统一的。(详解从略)其对应关系，见表6。

**五行阴阳对应卦宫干支**　　　　　　　　表6

| 五行 | 木 | | 火 | | 土 | | 金 | | 水 | |
|---|---|---|---|---|---|---|---|---|---|---|
| 阴阳 | 阳 | 阴 | 阳 | 阴 | 阳 | 阴 | 阳 | 阴 | 阳 | 阴 |
| 卦宫 | 震 | 离 | 乾 | | 巽兑 | | 坎艮 | | 坤 | |
| 天干 | 甲 | 乙 | 丙 | 丁 | 戊 | 己 | 庚 | 辛 | 壬 | 癸 |
| 地支 | 寅卯 | | 巳午 | | 丑辰未戌 | | 申酉 | | 亥子 | |

**2. 八卦对应十二经**

络是人体气血运行的"通道"。气血运行开窍于哪一经络，是与脏腑阴阳、季节时序互为对应。所以，形色手诊就是通过手掌的气色反映，从其对应部位察看与分析机体内部之气血运行状况。古人所云，人体是由气、血、筋、骨、皮、髓、脏、腑所组成，它们的生理活动与病理状况的所有"信息"，都是通过经络之"通道"，表现在

掌中热者腑中热，掌中寒者腑中寒

人体表层。

经络，包括：十二经、十二经别、十二经筋；奇经八脉、十五别络以及微经络。古人云：经者，"径也"，——像路径那样四通八达；络者，"网也"——似网子那样纵横相连。在人体内，纵者谓之经，横者谓之络，它们纵横交叉于皮下浅层，内通五脏六腑，外联四肢百骸，贯通人体各个部位，联结周身365个经穴。任督二脉，立于人体前胸后背；任统周身之阴，督率全身之阳。

十二经脉，在五脏六腑与心包及三焦的"指挥下"，各经分别循行于头面、四肢、躯干。

人体是个小宇宙，以两仪四象说：乾为首，坤为腹；四象分为手和足；十二经变应四时；阴阳旋转循太极。早春初生为少阳；旺至春分为阳明；阳盛夏至为太阳；阳极而阴，至秋分为少阴；阴盛冬至是为太阴；阴极而阳，由厥阴又少阳。

十二经脉：手少阳三焦经，手阳明大肠经、手太阳小肠经、手少阴心经、手厥阴心包经、手太阴肺经；足少阳胆经、足阴明胃经、足太阳膀胱经、足少阴肾经、足厥阴肝经、足太阴脾经。其十二经脉、脏腑、手足的阴阳对应关系见表7。

表7

（手足三阴经脉）　　　　　　　　　　　（手足三阳经脉）

| 阴 | | | 阳 | | |
|---|---|---|---|---|---|
| 四肢（内侧） | 六气（各三阴） | 脏 | 腑 | 六气（各三阳） | 四肢（外侧） |
| 手 | 太阴 | 肺 | 大肠 | 阳明 | 手 |
| 足 | | 脾 | 胃 | | 足 |
| 手 | 少阴 | 心 | 小肠 | 太阳 | 手 |
| 足 | | 肾 | 膀胱 | | 足 |
| 手 | 厥阴 | 心包络 | 三焦 | 少阳 | 手 |
| 足 | | 肝 | 胆 | | 足 |

北京名中医贺普仁教授经多年研究与实际验证：发现人的手掌、手指有14条气脉、344个穴，几乎与全身的经穴对等；如果人有疾病，在手掌或手指的某一经穴，给以点刺就能收到明显疗效。掌面联结着人体前部的各个器官，掌背联结着人体后部的各个器官；在体表刺激穴位，就可调节脏腑之气，达到阴阳平衡、却病之目的。

人体经络，遍布于人体周身与四肢，并相互联结而内外相关。人体气血盛衰状况，则由经络传输于人体周身，并以"微征"在体表反映出来——形色手诊就是依此原理进行。但是，人体经络又是随着季节（春、夏、秋、冬）、气温（湿、热、燥、寒）、月令（弦、满、盈、晦）、日辰〔子丑寅 (1)、卯辰巳 (2) 点午未申 (3) 酉戌亥 (4)〕，传递和反映着人体内部脏器在体表的生理及病理活动之"形色信息"。

从前页的表5中，也可看出十二经同十二脏腑，除各自直接发生"经"的联系外，同时也与互为表里的脏腑发生"络"的相关联系。例如：手太阴肺经属肺络大肠；手阳明大肠经属大肠，络肺等。

经脉在手足互为表里的各经，同样也有阴阳传递关系。例如：手太阴肺经在手交于手阳明大肠经；足阳明胃经在足交于足太阴脾经。至于阳经与阳经在头、面部也有手足同名的相互传递关系。例如：手阳明大肠经在鼻侧交于足阳明胃经。而阴经与阴经则在内脏也有同样的传递关系。例如：足太阴脾传递于手少阴心经；足少阴肾经传递于手厥阴心包经，等等。

现在再以太极阴阳四象图（参看图3-4），从病理上来说，一般症情的六经传递规律是：太阳经受病（表症），循太极八卦之S线（先左后右）传到少阳经，从少阳经的半表半里症又传至阳明经，再由阳明经又传入太阴经，从太阴至厥阴。病症即可循经传递，亦可越经传变。如：太阳经病，可直传太阴经。因此，在治疗疾病时，也不一定循经治疗，要因症、因人、因时，辨证施治，在形色手诊的八卦定位中，熟知经络、特别是阴阳表里十二经在掌面上的位置，非常重要。否则，只懂得脏形色、部位，仍停留在"对应定位"阶段，只能做到对病症大致定"性"，而不能对症情发展趋势作出"量"的分析。

中医理论认为：气与血、筋与脉、骨与髓之阴阳表里关系，可以通过经络进行调整，使之平衡。"腑为脏之表，腑壮则脏实；脏为腑之里，脏弱则腑衰"。按照此理，人体患何疾病，循经络的分布关系，脏腑疾病之表"信息"会由十二经络反映于体表的对应区域。

例如：手掌的"离"卦位，五行属木，季节在春，干时排甲，"离"位气色显有青红，系甲木阳肝症；对应区是"坎"位，五行属水，气色反映正常，"母壮子健"；说明该阳肝病是本体之炎症。肝脏对应其腑是胆，而肝水所克为土；故春时甲木病，多并胆症，伤脾厌食。症状：来势疼急，去之也速。其施治法测：应为滋肾泄肝调脾；助火补土疏木。

再如：以男性左手为例，在手掌"离"位区，五行属木，气色黑沉红浮，季节仲春，干时排乙，系己木阴肝症：黑示里症；也为肾色，说明长期"母弱子虚"之故，患乙木阴肝症；对应区是"乾"位，五行属金，气色反映异常，肺金不敛损肝；肝脏应腑是胆，肝木所克是土；故仲春乙木病，少发胆症，脾尚思食。症状：胀满乏力，恢复缓迟；施治当以蓄水壮木平金；抑火弱土肃金之法。

从以上例子中充分说明了人体脏腑，气色，症状，以及气候时令作用于人体后所反映出来的症候表现都可以通过经络反映出来，这就是说，症循经络显，经循阴阳行。其相互对应关系见图3-16。

图3-16，实际上是综合了太极阴阳、五行八封、干支时序、四正季节、脏腑经络的对应关系。

根据子午流注学说，人体经络、穴位开阖，是循经定时的，而人的疾病也会在各经通导时相应的时间上有所反映（脉象、经穴、气色）。形色手诊也是依据祖国医学的理论原则来进行诊治的，所以，在进行形色手诊时，首先考虑该时间内人体气血正行哪一经络？然后再看其脏腑所对应的位区的气色反映来判断疾病。例如；辰时（上午九点左右），应是足阳明胃经开穴；此时就要先看手掌之胃区的形色有何异样反映？（何形？何色？必须辨清！）形色异常，说明有病（具体诊病将在后章中详叙）。如果，候诊者说胃上没病，那么，再看其对应脏——脾（应是足太阴脾经）位区之形色有何异常？（以其形色论其病症）因为，脾与胃的关系，属于互为表里关系；两者沟通，阴阳相应。所以，胃区内形色有异，脾区内应有反映。若是胃区、脾区之异常形色并未同时出现，只有其一，则另有两说：或单纯性的胃病，或单纯性的脾症。当然，还是要从五行生克的关系上，再找找病症的因果；例如：现正午时，循少阴经开穴，观其心位区，气色不正，（须要仔细分辨色度——关于色度分辨问题，后章专页介绍）而伺时又见肝之对应区色状也异；（当然得看清色状是何情况。有无"形"的反映。）可以告知：其心症是由肝病所致。"木弱火衰"，当"壮木助火"以滋肝肾而养心。由此而知，其脾、胃病症之"色"，是因肝不条达所致（此系指多病色于掌面之分析）。

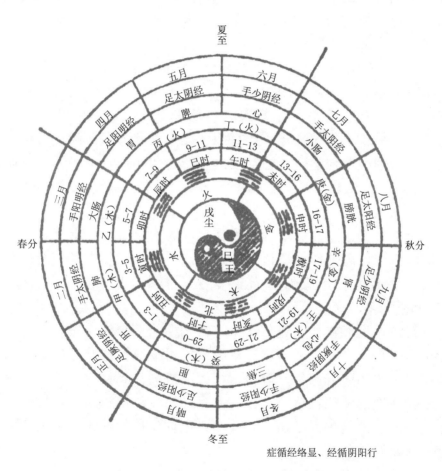

症循经络显、经循阴阳行

症循经络显、经循阴阳行

图3-16

手诊是祖国医学中望诊的一种古老方法。这种方法在防病与治病，预测人体健康的应用上源远流长。过去，手诊常被错误地与迷信相提并论，贬之为无稽之谈、伪科学等。其实早在20世纪20年代国外就已把手诊当作科学来研究。

1957年沃克(Walker)提出皮纹学(dermatoglyphics)，首先将皮纹构型作为诊断先天愚型的指标之一，提出可以根据皮纹变异的特点把70％的先天愚型患者与正常人区别开来。此后，在世界各国皮纹学研究工作者的共同努力下，于1961年恢复和建立了国际皮纹学学术会议。随着细胞遗传学研究的发展，乌奇达(Uehida)于1963年发现和证实皮纹异常与染色体畸变有关。1976年肖曼(Schaumann)和阿尔特出版了《皮肤纹理学与疾病》一书。1977—1978年美国出版的《医学卫生百科全书》指出"皮肤纹理学现在已成为医学的一个重要工具，不论在临床方面，还是作为遗传特征方面，科学家发现许多先天性遗传性缺陷在手上和足上都留下印记"。充分肯定了皮肤纹理学在医疗诊病上的作用。

自20世纪50年代沃克首次将皮纹构型的变异作为先天愚型的诊断指标之一后，多年来医学家和皮纹学家对皮纹性变异与疾病之间的关系做了大量的研究工作，取得了很大的进展。到目前，做过皮纹性状分析和研究的疾病已达数十种，并且证明皮纹性状的变异与先天缺陷和某些遗传疾病关系密切，尤其在染色体疾病的筛选和辅助诊断方面具有重要的参考价值。

据目前资料可知，已做过皮纹分析的疾病包括：

(1)多种染色体畸变综合征。

(2)性染色体畸变综合征。

(3)单基因和多基因疾病，如糖尿病、精神分裂症、先天性心脏病、风湿性心脏病、神经纤维瘤、唇裂、腭裂等，还有许多综合征。De Lauge综合征、木偶儿童综合征、马凡氏综合征、小心脏综合征等。

(4)先天畸形，如多指(趾)、缺指(趾)等。

(5)非遗传和病因未确定的疾病，如白血病、粥样泻、风疹性胚胎病、巨细胞内涵体病、结核、心肌梗死、麻风病等。

皮纹学在医学上有多方面的应用，其中包括：

(1)开展皮纹与遗传优生咨询。

(2)用皮纹学检查法筛查和辅助诊断疾病。

(3)对原因不明的智力低下者，用皮纹分析手段进行初筛。

(4)利用皮纹分析了解新生儿在胚胎期微小的形态发育紊乱情况，如皮纹性状是并指畸形的灵敏指示物。

(5)对某些临床上不易区分的疾病。将皮纹性状作为鉴别手段之一，如对Saethne—Chotzen综合征和Pfeiffer综合征的区别。

(6)皮纹性状是鉴别双生子卵性的重要指标之一。

(7)在单基因和多基因病中，皮纹性状是筛查和辅助诊断的指标之一。

(8)有些遗传性疾病，在出生后相当一段时间不出现症状，如45，XD或47，XXY等综合征要在青春期到来时才出现症状，利用皮纹分析可作出早期诊断，进行早期治疗。

(9)当不可能进行细胞学研究时，如对尸检材料，可进行皮纹分析。

(10)对没有发现细胞学异常的先天愚型，如隐而未见的易位以及双重异常—Klineflfer—Mongolirm和XXYY，因细胞学图形不清楚，可利用皮纹进行鉴别。

(11)对在遗传病的流行病学调查中，利用皮纹分析进行初步筛选。

(12)对某些可疑的诊断，用皮纹分析提供重新检查的依据。

(13)皮纹学检查可应用于某些医学基础理论的研究，如母体对胎儿发育的影响等。

形色手诊通过观察整个手的皮肤纹理、形状各部位的色泽，形态以及手掌上出现的斑疹，小颗粒等信息来诊病。皮纹学所讨论的仅仅是手掌可供信息的一种。仅此一种纹理信息就可诊断诸多前述疾病，如遗传病、人的智力水平和健康状况等。而形色手诊方法，是多方位多角度的观察手的各种信息。皮纹学所能诊断的疾病，形色手诊方法同样可诊出，而且还能诊断出皮纹学还不能诊断的病，如五脏六腑的疾患等。本书所介绍的形色手诊方法，不仅可诊断疾病，而且还通过手诊知道自身的健康水平，指导就医和进行自我保健锻炼，达到永葆健康的目的。

手诊诊病，亦有人把它同手相相混淆。手诊被人误认为是看手相、谈吉凶的相术。因此这个古老而正确的方法被误解和偏见所埋没。手诊在民间的应用历史悠久，流传广泛，它是祖国医学中的一块瑰宝。手诊的科学价值已可在皮纹学的应用中窥见一斑。但由于手诊的机制尚未搞清，所以至今还令人感到神秘。其实，用现代生物全息胚学说、经络学说可在宏观上阐述手诊的诊断机制。当然手诊机制的深入研究还有待全息胚和经络学研究的进一步发展。但这决不应该影响手诊的推广和应用。实践证明，形色手诊是科学的，并将会被未来的实践所进一步证实。

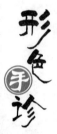

# 第四章 经络是一种具有特殊液晶结构膜的细胞系统

## 一、经络研究已取得的成果

经络理论是中国医学宝库中的重要理论，对治病保健起着指导作用。是中华民族对世界的伟大贡献。这样重要的理论，相传已有两千多年，但至今仍是生命科学之谜。我国广大的科学工作者经过数十年的努力，为揭开经络之谜奠定了基础，已取得的成果归纳为以下几条：

(1)经络是客观存在的生命现象。

(2)用皮肤电、叩击声振法等生物物理方法，明确肯定了经络线的位置与古籍中所标位置一致。

(3)经络既非神经，也非淋巴和血管，是一个独立系统，但它与上述所说的系统有密切联系。

(4)经络线上存在着电、热、声、光的生物物理特性。

(5)用在体测量方法已证明，经络线上钙离子浓度有特异性。

(6)实验方法已证明经络与脏腑的关系。

(7)经络感传作用可被压力或降温所阻滞。

(8)经络存在的组织形态迄今未被发现。

经络研究工作者根据自己实验的结果，参考经络的特点，提出各种假说，企图说明经络的本质。很遗憾，迄今还没有一种假说能全面地解释经络的特性、治疗方法以及治疗机制。现把主要的各种经络假说概括如下。

(1)经络——皮层——内脏相关说。

(2)第三平衡理论和整体区域全息论。

(3)轴索反射接力联动说。

(4)细胞之间的信息传递和经络实质的假说。

(5)经络的电子激发能共振转移假说。

(6)结缔组织间隙和经络相关说。

(7)淋巴系统经络相关说。

(8)经络生物场论。

(9)经络的波导说。

(10)中枢神经系统兴奋扩散论。

(11)多层次、多功能、多形态的立体调控系统的理论。

立体调控系统理论的主要内容为：

(1)角质层。经络线上角质层变薄。是循经低阻抗特性的物质基础。

(2)表面层和真皮层的乳头层。这里感觉神经末梢分布集中，是隐性感传线感觉过敏的原因。

(3)真皮层和皮下结缔组织。神经束和肥大细胞相对集中，可能也是发生循经感传和敏感的物质基础。

(4)肌层某些特殊的结缔组织。是发生高振动声的物质结构。

这个"立体"理论，实际是集经络研究之大成组装而成的。它既不能解释所有的经络物理特性，也不能说明利用经络学的医疗方法。

综观数十年的经络研究，所用的方法是宏观的，应用的理论比较古典。现代生命科学的研究已进入分子水平，经络是生命科学的重要内容，当然经络研究也必须用现代生命科学的理论和方法才能真正揭开经络之谜。

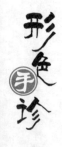

## 二、对新经络的假说

有关经络系统的机制，如前所述，有十几个。且其均有一个共同的缺点，都没有考虑经络系统上怎样接受外界的信息（即刺激）。接受外界信息后，将发生怎样的变化，从而引起感传。因此，提出经络的新假说应首先满足上述要求。其次，要求新假说能解释经络的各种特殊现象。

根据现代生物膜理论，认为质膜（细胞外膜）在细胞内外物质运输、维持细胞内外的离子平衡、信息传递、细胞间的识别及细胞活动等重要的生命过程中起着关键性的作用。现代公认的细胞膜结构为流动镶嵌模型，如图4-1。

从细胞膜的示意图中可以看到，膜主要有长碳链磷脂分子形成双分子层组成。憎水的烃长链向里，亲水的极性基团向外，称谓脂双层膜。具有功能的膜蛋白镶嵌在脂质膜上。脂膜主要化学成分为磷脂类，磷脂类化合物一定条件下形成液晶态。因此，细胞膜是流动性的。液晶的构型（或称相）影响镶嵌在膜的蛋白质功能。磷脂的液晶对细胞如此重要，有必要简单介绍液晶的性质。

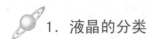 1. 液晶的分类

按其分子的排列结构的不同可分：

【近晶型液晶态】
其分子呈棒状，并彼此按其长轴平行的方向规整地排列成层。如图4-2A，其规整性近于晶体，故称近晶型液晶态。

【向列型液晶态】
分子也成棒状，分子的长轴平行或接近平行地单方向规整排列，其平行程度可用下列方程式表示：

$$S = \frac{1}{2}\overline{(3\cos^2\theta - 1)}$$

其中"——"表示取平均值，θ为液晶分子长轴的优先方位角。完全平行的分子S=1，真液态分子排列S=0，一般向列型液晶态中分子平行程度S=0.3～0.8，但向列型液晶的棒状分子彼此上下不一致，排列不成层(图4-2B)。

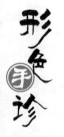

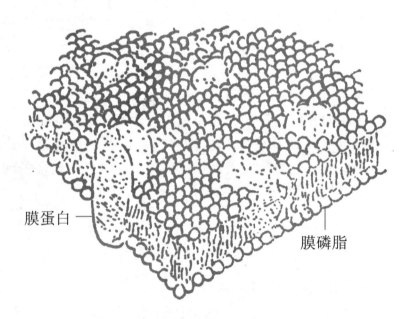

膜蛋白

膜磷脂

图4-1 细胞膜结构示意图

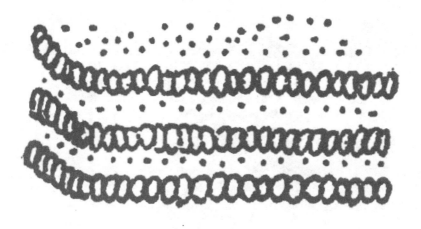

图4-2 A

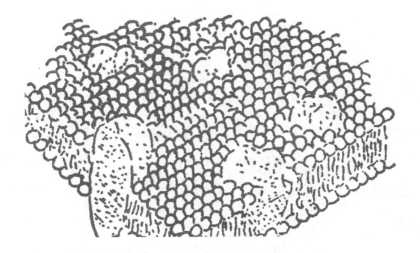

图4-2 B

掌中热者腑中热，掌中寒者腑中寒

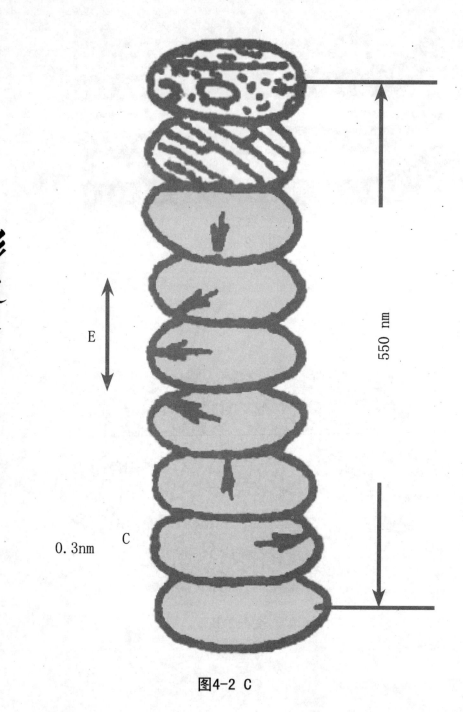

E

0.3nm   C

550 nm

图4-2 C

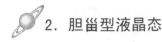

## 2. 胆甾型液晶态

主要是指胆固醇的许多衍生物显示的液晶态，其分子呈扁平形，排列成薄层，一层层迭起成螺旋结构(图4-2C)，其旋转角约15分，层间隔随温度、化学组成及电场等不同而变化。

以上是按液晶态分子构型进行的分类，若以它们形成的条件，则可分为两大类群，即向热性液晶化合物与向溶性液晶化合物。

【向热性液晶化合物】

这类化合物在一定热的作用下显示液晶态。它们受热后从一种到另一种相的改变，是有热力学次序的，而且过程一般是可逆的。如：

$$固态 \xrightleftharpoons[冷]{热} \begin{matrix}近晶型液晶\\B相\end{matrix} \xrightleftharpoons[冷]{热} \begin{matrix}近晶型液晶\\C相\end{matrix} \xrightleftharpoons[冷]{热} \begin{matrix}近晶型液晶\\A相\end{matrix}$$

$$\xrightleftharpoons[冷]{热} 向列型液晶 \xrightleftharpoons[冷]{热} 液体$$

【向溶性液晶】

即有的化合物用极性溶剂处理时，不形成各向同性系统，而成为一个具有液晶结构的系统。由于这种液晶的形成依赖于溶剂，故称向溶剂性液晶，如磷脂与水可组成向溶性液晶。

与细胞膜有密切关系的许多磷脂在加热时形成液晶态，为向热性液晶。磷脂遇水又形成向溶性液晶(经络现象同磷脂具有这样性质有关系)。

向溶性液晶化物的排列结构随溶剂的多少而不同，而且，其过程是可逆的。如：

向溶性液晶化合物（固体）$\xrightarrow[-H_2O]{+H_2O}$ 薄片状结构 $\xrightarrow[-H_2O]{+H_2O}$ 立方形结构

六角形结构 $\xrightarrow[-H_2O]{+H_2O}$ 水胶粒系统 $\Longleftrightarrow$ 真溶液

通常可见的是薄片状及六角形的，立方形也有。无论是向热性或向溶性液晶，多相的显示多于单相。

●液晶态的某些特性

液晶态兼有液态、固态的性质，这两种性质的结合产生了新的，即不是固态，也不是液态所具有的性质。这种性质表现在外界因素，如电场、磁场、光、温度和机械力等引起的液晶分子的排列构型的改变。如：

【电、磁(场)效应】

由于在电场、磁场的作用下液晶态中分子的排列构型改变，可使液晶态的许多性质发生变化。如：使胆甾型的光学负性变为光学正性；旋光率发生改变，使液晶化合物的相变温度发生变化。电场作用于液晶时。能产生光电效应。

【光学性质】

液晶化合物都有双折射率，向列型液晶态与近晶液晶态均为光学正性，但胆甾型液晶态则为光学负性，具有较强的旋光性。

【温度效应】

温度升高或降低，可以改变液晶态的构型即发生相变。如胆甾型材料在各向同性的液相内是无色的。当温度下降，液相转变为液晶相，这时可以在反射光中观察到紫→蓝→绿→黄→红顺序的彩色变化，温度继续降低，进入另一个无色相——近晶相直至固态相。当温度上升时，这个过程可以逆转。

**【化学效应】**

极微量的某种化学气体，可使液晶分子的构型发生改变。如胆甾型液晶对化学气体有较大的选择性和极高的灵敏度。百万分之十升的三氯甲烷气体就是足以与胆甾型液晶发生反应。又如，酸性磷脂(磷脂酰　氨酸)对介质中的离子、pH等有着敏感的反应。结果，膜的性质和结构也随之发生变化。$Ca^{2+}$离子引起磷脂相变也是一例。

**【应力、切力效应】**

任何一种轻微的切、压、应机械作用都能使胆甾型液晶的螺距发生变化，从而改变对光的散射作用。

**【某些液晶具有存储效应的特性】**

即对外来的信息所引起的反应不立即消失，所生成的信息图像能存储不同的时间。

液晶化合物呈液晶态时所表现的结构和特性上的灵敏、稳定以及传递信息而本身耗能极小等种种特性，与生命过程的特征是很相似的。所以对生命现象中液晶态的研究已越来越受到重视。

根据细胞膜的流动镶嵌模型的理论、液晶的特性，结合经络治疗的方法，提出经络的新假说：经络是一群具有特殊液晶膜的细胞系统。用这个假说可以解释经络治疗的方法和经络的特殊物理现象。

## 三、对经络治疗方法的解释

### 1. 针刺

针刺是应用经络理论治疗疾病最普及的方法。考察针刺可产生两种作用于细胞膜的刺激：

(1)针刺对经络线上的细胞膜产生机械压力。

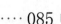

（2）在针刺入和提插过程中，必将损伤很多细胞。在针刺部位产生很多组织液，其中大量是水。

以上两种作用的效果必须引起细胞膜的液晶发生构型变化即相变，同时也影响镶嵌在质膜上膜蛋白的功能，改变通过细胞膜的离子流。我们的实验证明，针刺时经穴的钙离子浓度增加。

细胞外钙离子浓度影响细胞内钙离子浓度振荡。有人认为细胞的钙离子浓度变化引起的生物电化学振荡是重要的生理现象。复杂的电化学振荡贯穿于生命过程的始终。这些振荡的参数，如频率、振幅、波形和相位之中包含了调控生长和生理功能的信号。这种电化学振荡几乎存在于所有生理系统。如神经系统、免疫系统、内分泌系统、消化系统及循环系统。这些振荡相互作用，协调各个器官的功能。这个电化学振荡观点符合《灵枢·经别》篇所说，经络是"人之所生，病之所成、人之所治、病之所起"的观点。针刺的治病机制即调整细胞的电化学振荡系统。生理的电化学振荡是经络的生理功能，细胞膜的液晶结构是经络的物质基础。

 **2. 灸、激光、经外线等方法**

这几种刺激性质共同的特点给穴位加热，经穴上的细胞接受热量而使膜上的液晶发生相变，增加脂质和膜蛋白的流动性，从而使膜蛋白的活性增加，产生生理效应。

 **3. 磁、经络治疗仪**

用恒定磁场作用于穴位而治病称磁疗。能产生各种电磁波的经络治疗仪治病时对经穴施加电磁波起到治疗作用。细胞膜表面的液晶态磷脂接受电磁场的信号，使液晶分子发生相变，改变了细胞膜的流动态结构，从而发生生理效应。如大约$5×10^{-5}$特斯拉的恒定磁场和约$10～100$赫兹交变磁场同时作用下，使细胞膜对一些重要生物意义的离子，如$Na^+$、$W^+$、$Ca^{2+}$、$Mg^{2+}$的通透性发生变化。美国加州诺马大学研究了弱磁场作用下细胞膜上信息传递的变化。这是一个值得注意的磁场生物效应的研究动向。这也是经络研究的重要方面。另外，气功外气治疗也是属于电磁场治疗方法的范围，因此，治疗机制一样。

 4. 贴药膏、穴位药物注射

液晶可以接受化学物质的信号，发生分子构型的变化。因此贴药膏也能起生理作用，液晶对化学物质非常灵敏所以穴位注射比非穴注射疗效高。液晶对化学药品有选择性，不是所有药物都可供穴位注射。

 5. 阿是穴

在针灸医疗中，对非经穴的压痛点称阿是穴。对阿是穴针刺或按摩都有疗效。阿是穴正说明所有的细胞膜都具有流动态的液晶结构，在特定的条件下，接受刺激而治病。经络系统的细胞膜的液晶结构具有特殊性。这真像海洋中存在着传声的声道一样。

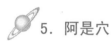 四、对经络现象的解释

 1. 目前生理解剖尚未发现经络组织

经络的新假说：经络是一群具有特殊液晶结构膜的细胞系统。这个假说说明经络有实体的系统，但为什么没有被解剖发现呢?回答这个问题可从明确提出液晶存在于生物活细胞和组织结构中的过程得到。

在1959年，发现了存在于肾上腺皮质、卵巢、髓质及粥样化动脉中的复杂的类脂在体温(37℃)时，确定存在液晶态。这观察主要来自对新鲜组织的检验。而常用的对组织进行检验的方法，经过固定、脱水、有机溶剂和冲洗等操作，就破坏了液晶态的全部特征。这就是过去经典的组织学中未能发现液晶态的原因。动物的死亡，失去体温和

水，磷脂完全缺乏形成液晶的条件，磷脂转变成固体，这样，死亡的动物不存在着经络现象。

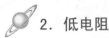

## 2. 低电阻

在测量皮肤电阻时，必须给皮肤电信号，这当然是一种电刺激。在这电刺下，激发了细胞膜的离子通透性，经线上离子的增加降低了电阻。

## 3. 声学特性

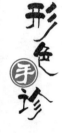

经络线上存在着高振动声和传声特性。这现象可能与经线上细胞的磷脂的极性基团有关，用范德华力吸引或氢键，把细胞间的水分子规整地吸引在膜表面。有序排列的水分子有利于振动和声波的传输。生活中有一个煮开水经验："水开不响，水响不开"即说明有序水有响声，高度无序的开水无响声。此乃同出一理罢。

## 4. 降温可以阻滞经络感传

液晶对温度是敏灵度的，当温度降低，必然引起液晶态相变，进一步降低温度，液晶态转变成固体。由于此理，降温阻滞经络感传是必然的。

经络线上还有其他特殊物理现象：如针刺后的热效应，离子浓度增加等，用新的假说亦不难解释。

五、新假说的根据

### 1. 理论

本假说的基础是细胞膜。它在细胞内外物质运输，维持细胞内外离子平衡，信息传递，细胞间的识别及细胞运动等重要的生命过程中起着关键性的作用，膜的理论以流动镶嵌模型为依据。膜的这样动态构型是由于膜的液晶态结构所决定，同时，由于某些有机物处于液晶态时，具有对光、电、磁、热等外界刺激极其敏感的特性。这些性质与经络受外界刺激是一致的。

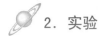 2. 实验

【经络的液晶现象】

我国20世纪80年代后期，有人根据膝盖液是液晶体提出经络存在液晶体。

前苏联医学科学院西伯利亚分院临床和实验医院的研究人员用白炽灯垂直照射人体表面的各个部位，并在光线通过的路线上，用不同的，能调节光谱成分的滤光片，居然记录到光斑10厘米外皮肤下传来的信号，而一般情况下，光穿透距离只有2～30mm，研究表明皮表面上并非所有部位都能使光通过，只有和针刺穴位相一致的位置才有可能。只要光源偏离针刺点3～4mm。光按收回上信号突然消失。经过解剖实验，证实经络穴位上液晶富集。这些穴位与存在于组织间隙中的体液连成通路。

笔者认为体液的液晶态与细胞生理活动不能直接联系，也不能想像游离体液自由活动。它必须与细胞膜相结合。

根据上述两点提出经络新假说。细胞膜的精细结构是很复杂的，而且也仍需进一步研究，所以新假说尚存在着缺点，或者说不能成

立，但笔者认为，以现代生命科学的理论为基础，研究经络实质是绝对不为错的。

国家中医药局向国家科委说明经络学为国家级的重大基础理论研究课题的报告中指出，要用细胞和分子水平来研究经络。因此，我们提出细胞和分子水平上的经络假说。

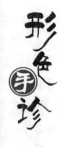

# 第五章　主要疾病形色手诊

## 一、形色手诊诊察之要点

在第二章，我们已介绍了手诊的"形"与"色"。形有凸、凹、皱、硬、疏、密之分；色有红、黄、白、黑、浮、沉之别。在实际察诊时，如何以简捷、准确的方法，在手掌位区上，很快看出是何疾病呢？

 ### 1. 手的基本色征

在人的手掌上，存有人体气机之色，经常呈现浅黄浅红之混合色，肉眼观察是微黄色。这是人的气血流运之正常反映。黄色人种，何时何地，均为反映此色。

手掌色征微黄，是指整个手掌而言，不是局部的斑块状或片状。因此，手掌微黄色的整体性和持续性，是健康色的基本色征。

由于气血运行正常，微黄色的手掌，看上去，似有光泽，抚摸之，弹性温润(长期用手进行强度劳动的人，则当别论)。

 ### 2. 病的一般色征

红色和白色，是与血流多少有关之色征。手掌位区内红白相杂，叠加的斑块状，较为常见，多是属于炎症或是贫血之类症。

红色，是由浅红、正红、深红、三度色谱（结合着形，看投射区），反映病情属轻，属中，属重等等。有人在手掌上，无固定点，有似小米粒样的小红点，此气滞点为肝气不舒的人会有（待些日子又没了，别的地方又有了。假如越来越小、越少，直至没了——肝气疏达了）。

白色，是由乳白、雪白、灰白（也谓骨白）三度色谱（结合相关的中指根两侧区），反映病情属轻、属重等等。一般的说，白色主少血、主寒症；或患贫血、低血压症；当然还应细察白红间杂，或白青间杂的色征，要依据部位区的情况而论症。

黑色和青色，均各有三度色谱，也是反映症情之轻重。一般的说，黑色或青色，是表明病期长，症情凶。当然，确定是否属于恶性疾病，需要结合手掌位区的"形"加以分明：色与形相重叠，在位区呈不"规则"状，且色度重，黑沉青浮；再以五行生克分析，就可察诊断（也则可以此推论其他病症之趋势吉凶）。

黑、青之色，有无呈现色块，这很重要。至于其"形"。不管圆、长、方、角，只要它的外沿无网状，较"规则"；此病看似极凶，但属可治之症。当然，必须考虑其整个手掌的光泽程度——机体整个功能状况反映。

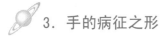

### 3. 手的病征之形

健康人的手较平整，患病的人在其手上才有凸、凹、皱、硬、疏、密的局部之"形"。关于手诊的形征问题，在前章内已有所叙，我们无须再说更多（因无直观资料、很难说得细致。只有通过实践、不断体会）。

为把形征复杂，层次较多之症情说清楚，可以局部放大办法说明。例如，萎缩性胃炎的患者，其形征是：在其胃区，除有深红与灰白色相互间杂之斑点，该位区的皮层呈皱折状，其位下凹，显似胃的轮廓样。一般的说，红为炎症，灰为寒疼：察其形征，则可定症。其胃区皱形示意见图5-1。

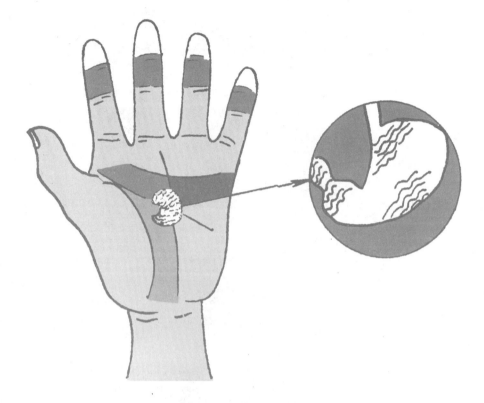

图5-1 胃区皱形示意

## 二、消化系统疾病察诊

消化系统,由消化管和消化腺组成。消化管包括:口腔、牙齿、咽喉、食道、胃囊、小肠、大肠、肛门;消化腺包括:唾液腺、胃液腺、胰腺等(内分泌胰岛素主糖代谢)。管与腺的作用是,共同进行对食物的消化、滤毒、吸收营养,排泄粪便。因消化系统之器官较多,在摄取食物营养过程中,接触病菌的机会就多,因此造成消化系统的疾病也就较多。在形色手诊中,消化系统在手掌上也有其对应区,诊视对应区的形色变化就可以做出相应的判断。其消化器官对应区见图5-2。

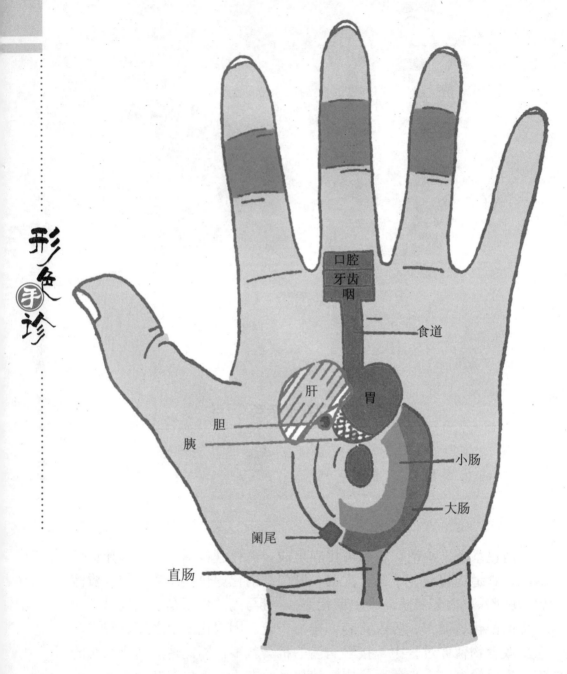

图5-2 消化器官对应手区

1. 齿

口腔，是消化管的开始部位。消化的起始活动是咀嚼，因而牙齿的疾病较常见。牙病，主要的是龋齿、牙髓炎、牙龈炎。

【龋齿病】
是牙体(由牙釉质、牙骨质、牙髓组成)组织脱钙、分解，形成缺损、破坏的一种牙病。它反映在手诊位区内有不均匀的白色斑点。白色斑点大而多，并夹杂红色斑，症情较重。其症状表现为：遇到冷、热、酸、甜等刺激时，即感牙疼。

【牙髓炎】
当龋齿形成龋洞之后，细菌即可侵入髓腔，发生牙髓炎，症状就是，间发疼痛。其手部位区内有红白交杂的斑点区，局部区有微红色较深的"核心点"。

【牙龈炎】
是指包在牙齿根部的软组织(牙槽顶上之肉)发炎。(俗称上火)其手征为：牙位区内，有片状或带状之浅红色征上浮有一层黄气。
龋齿、牙髓炎、牙龈炎，三者在形色的察诊上，可看出存在微量差异；而各自又有与其对应的器官，有着相似"形"的呈现，这就是手诊中所谓的形征的一致性。病变引起某一组织器官的原有状态，情形变异；其手掌对应区有相似之呈现。如牙髓炎(程度)形征有明显深红色的"核心点"，白黄色之周边。说明牙齿中部发炎，而牙本质的色正常。又如拔(掉)牙后的部位会新生软组织并略有变化，此情况在手征上则会有凸(或凹)形之白黄色点。
形征的一致性原则，在察诊中用途较广，我们可在实践中察微体会。

掌中热者腑中热，掌中寒者腑中寒

2. 咽

　　咽是肌肉性的管道，它上端与口腔相通，下端与食管相接，它是空气和食物的共用通道。由于它的特殊位置和作用，其常见疾病是咽炎。咽炎的手征为：在咽之相应区呈现近似椭圆形的白、红斑点交杂区限；如黄色、正红色之交杂斑点，说明炎症持续，如色加重，则是症重。如有凸起之"形"，色为红沉、黄浮，说明咽炎日久，形成病灶。

　　有咽炎的人，患感冒后，咽喉作疼，非常敏感。关于对感冒病的手诊判断，需从鼻区、扁桃区、咽喉区、肺部区以及手温等几个部位区作综合分析，因为伤风感冒所影响的器官较多，也要据位的形色程度，察诊由感冒病而引发的某个器官病变形色。

 3. 食道

　　食道，上端接咽，下端连胃，有三处为狭窄部：其上端接咽部、与左肺支气管交叉部、穿过膈肌层部。此三处狭窄部是食道易发病之部位。食道常见病是：反流性食道炎、食道癌变。

　　【反流性食道炎】
　　是因其下端括约肌功能失调，导致胃内食物上逆，形成食道发炎，其症状为剑突下灼疼感，嗳气、呕吐，如症重亦吐血。手征察诊：在手掌的对应位区，症情轻为浅红、黄白色点、稀疏状，浮表面；症情重为色深红、斑点密，沉里层；如出现褐黄色且有凸形，应去医院做滴酸试验或食管镜检查。

　　【食道癌】
　　在我国某些地区发病率较高。因其反映症状与咽喉疾病、反流性食道炎等容易混淆，故而造成误诊情况常见，直到病入后期，发现患者吞咽困难时，才予确诊，为时已晚。食道癌的手征，察看对应位区形色：色沉入里，手色灰暗，呈现黄青，黑红色之斑点，且稠密的块状，边沿不清晰，而显放射状线；视觉上有凸形，感觉上有糙硬。

当然，进行手诊，遇有重兆，需作全面分析而后断症：手掌气血，色泽反映，与此症之相关部位的察看等，避免确诊上的片面性，减少患者心理负担。

病例：1990年10月，天津市十八所工程师，男52岁。察其手征，咽部稍上有深红色斑点，显微凹且周围色浅；咽与食道接部及与胃相连部有浅红、浅黄色斑点。问：你的扁桃腺切除了，现咽喉部发炎。他一怔说："不错，扁桃腺，老早就割掉了。这些天嗓子疼，咽东西不舒服"。又告诉他：已患反流性食道炎，饭量少些，以稀为好。他说："正对！这些天我未敢多吃，一饱食，胸口就痛，老想吐，是啥病，不是癌症吧？"当时告诉他，放心，不是癌症。他听了很高兴。（因病人整个手掌色泽光润）

## 4. 胃

胃在左季肋及上腹部内，其进口为贲门与食道相接，出口为幽门与十二指肠相连。其解剖见图5-3。

中医谓胃功能：受纳、腐熟水谷。胃的消化功能，对于人体生命活动的维持，是非常重要的。但胃的主要疾病有：胃虚、胃炎、胃溃疡病、胃癌等。这些疾病多是因黏膜、肌层受损所致。

### 【胃虚症】

胃虚病在其症状上主要表现为消化功能减退，畏寒，吐酸。其手征色，在胃区内有淡黄底，浮乳白色斑点。

### 【胃炎】

是黏膜充血，有急慢性之分。慢性胃炎可分三种：浅表性，萎缩性，肥厚性。

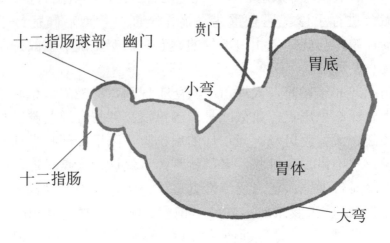

十二指肠球部　幽门　贲门
胃底
小弯
胃体
十二指肠
大弯

图5-3　胃示意图

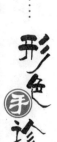

●急性胃炎　与胃痉挛手征相似，在胃区有较明亮的红白相间的斑点，有则形凸。

●慢性胃炎　一般手征色为正红乳白相间斑点；浅表性之色疏淡，萎缩性之色暗黄，皮呈细皱或陷，肥厚性之色暗黄沉里，显凸形样。

急慢性胃炎症，均有上腹疼、无食欲、恶心、呕吐等症状。

【溃疡】

是由于黏膜损伤。胃中盐酸、胃蛋白酶对无黏膜处之肌肉侵蚀而形成之溃疡面。通常发生在胃与十二指肠球部。其病因：遗传因素；精神刺激；饮食无度等都可造成胃酸，蛋白酶分泌增加，引起溃疡病。

溃疡病的手征色为，在相应区红白点片，若正红色成片，说明溃疡处渗血，如夹暗红色点症甚，若浅黄色片，说明溃疡面愈合。

【胃癌】

分为早、晚期说。早期，是指病变(癌细胞)尚未超越黏膜层。晚期是指病变已穿越黏膜层渗入胃壁肌肉。胃癌症状：上腹疼痛，有灼烧感，恶吐不止。其手征是：胃区位有褐黄间杂黑色斑点区，且边缘不清晰，有的显放射状，甚则有凸起、凹陷之形。如该范围展大、色深、症重。

要确定其是否癌变，还须全面察诊，尤其整个掌面呈灰暗色，无光泽，似显气虚之状。

病例：1992年4月中，李某48岁，男，天津经委机关干部。看其手征，在胃区大弯部呈菱形状，有沉里之深红斑块。主诉"时而作疼，吃干的食物疼甚。胃药吃了不少，疗效不显"。我们告知此是胃大弯下部有溃疡病。建议去医院作检查。5月初，李某来说："手诊挺准，我在医院作了造影和胃镜两项检查，结果，就是胃底大弯部溃疡……"。我们遇到不少胃溃疡病患者，手征颜色(当然位区各异)基本如此。

正确理解，运用手诊形色征状的一致性原则，对提高察症的准确性，很有帮助。也为手诊向量化发展提供思路。

## 5. 肝

肝脏，位于右季肋部和上腹部中间。(在胸膈肌下面)其形似楔。楔底靠右尖向左，分上下面，上被镰状韧带分为左右两片肝叶，左叶小，右叶大(图5-4)。《素问》解释肝的作用："肝藏血、心行之，人动则血运于清径，人静则血归于肝脏"。肝的功能有四：分泌胆汁；代谢滤毒；储藏糖原；吸消细菌。所以，假如肝脏有病，必然影响人体正常活动，并易引发血液方面病变。中医认为："目为肝窍"。说明肝经与眼睛相系。肝气亢奋，急躁易怒；肝气上冲，目赤面红……。肝的主要疾病：肝炎、脂肪肝、肝硬化、肝肿瘤。按五行之色说，肝属木，色为青。肝病手征，在该对应区有青、红色片，如炎症期及患瘤症，则显凸形，如脂肪肝又间杂白点；色带越红、炎症表现越明显；色带灰黑，硬化反映。如在肝区有青、灰色片中，间杂褐色斑点，并显局部凸形，则肝上生异物之反映：肝包虫，肝囊肿等症。患者整个手掌呈浅红与乳白色的斑点间杂遍布（注：高血压症，为满掌红但无白点）。

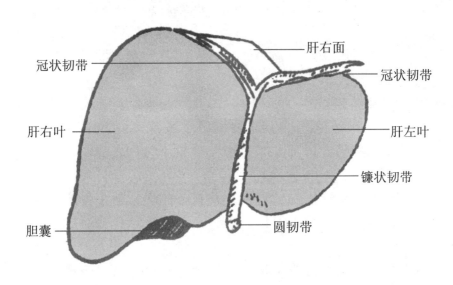

肝右面

冠状韧带

冠状韧带

肝右叶

肝左叶

镰状韧带

胆囊

圆韧带

图5-4

肝肿瘤与癌变之手征：良性的血瘤或腺瘤，患者手区位内，虽有凸形，但其色为白、青相间之斑点，掌面光泽尚匀；恶性癌变手色灰暗，在对应区内显紫、黑片、皮层上浮褐黄气，且有不规则的凸形。当然患有肝癌的人，从其精神状态、颜面气色、食欲衰减、疼痛症状等也可看得出来。

### 6. 胆囊

胆囊是固定在右肝叶下，形似梨状专司胆汁储存与排放的器官。中医谓，胆气与人的神态相关，失眠、多梦者，统为胆气不畅之故。胆的主要疾病：胆囊炎、胆结石等症。

胆汁是消化脂肪的。通常说胆功能的强弱，是指胆汁排放对食入脂肪的释解能力。如胆器官功能正常，在胆区的手征形色，微红显白呈光亮状。如其人属健康，整个手掌气色光泽红润，胆区之色与之基本一致。

【胆囊炎】

胆囊炎的手征，察胆区显凸形，正红与深黄色斑相间。症重则形凸色深。胆囊炎患者，右上腹胀疼不能触及，思食但不可进。若进食，疼加剧，且呕吐。如患者高烧不退应去医院治疗。如症较缓，可禁饮食，注射消炎药物，一周之后，再以中药治疗，则很快痊愈。

【胆结石】

胆囊结石，分为泥沙石与块状石。其手征是：泥沙状之结石症，在胆区显深红色，边沿暗黄(有的手征，在暗黄边沿外又一白圈，略为凸形。块状结石手征，胆区内呈凸形，紫红色上浮黄，若结石较多，患病时间逾年，则胆区显灰紫色状片并显凸形。

胆石症又并发胆囊炎者，在其原位之色处(特别是边缘部)，出现红线网状，症情越重，线之色重并交织的网状越密。

形色手诊察症规律，就是象形一致原则。在前面章节中已表述：手形即人形。手掌位区与人体各个器官相互对应；手是人体缩影，某一器官有了疾病，其手之对应区即有相似反映。

我们曾对五位胆石症患者作过一些基本的估量试验：先把其人身高与掌及指的长度，划出比例(大致都在1：10左右)，再把手部位区与整个掌指比例确定出来(参照掌指长度与凸起部之比，1：48～1：62左右)；最后是把凸起形与所呈重色处对比，确定其结石块之大小。当然，这种象形类比的"试验"，是缺乏科学依据的，但跟踪患者住院治疗：透视、剖腹，两相情况对照，还真是差不多。

 7. 胰

胰是重要的消化腺，并具有内分泌和外分泌之功能。内分泌胰岛素；外分泌是为助消化。

胰腺常见疾病，多是由胰腺炎引发胰体肿胀，阻滞分泌不足，或致食欲减退；或致糖尿病症。胰腺长期炎肿，一是造成胰体局部硬化，二会形成胰体局部癌变。

胰腺炎的手征，是在其对应区(胃部右侧)显紫红色，如常发作，时过半年，该部位区略显斜长凸形，且色发暗。由于胰腺长期功能失调，造成内分泌不足。胰岛素欠缺，引起代谢紊乱，形成糖尿病症。此病早期症状：尿频、多食、消渴、疲倦、羸瘦、头晕等，并伴有视网膜充血。糖尿病之手征，在对应区呈暗红或灰色。在其相关区(中指上部显红白线)，脑部会有精神紧张反映出的色征。

病例：天津教委干部郑××，男，62岁。1992年春来诊，自述经医院确诊患糖尿病，已有两年。察其手征，在胰区内呈浅红色，边缘部显土黄色；观其相关中指上部脑区，微显淡红，底层沉色白黄，示为病情趋向稳定。问他如何控制糖尿病的?他说坚持三条：思想放开，精神爽快。"既来之，则安之"。任凭自然；作息有序，排除干扰。早上六点起床，打拳散步，晚上九点就寝；以素为本，杂而食之。每日三餐均喝稀饭(米、枣、核桃仁、莲子仁等)，各种蔬菜及豆制品，不吃太饱。听其介绍，已半年多不注射胰岛素了，"春节一过，即去医院检查，大夫说恢复得很好"。由此可见，养生得法，亦可却病。

 8. 肠

## 【小肠】

小肠蟠曲于腹腔内中下部，分为十二指肠、空肠和回肠三个部分；十二指肠接胃之幽门，空肠上接十二指肠，下接回肠、盲肠、连至大肠。小肠的主要功能是，消化水谷，吸收营养，运泄糟粕。小肠常见疾病为：溃疡性小肠炎；食物过敏性的炎痛症；小肠梗阻症及肠套叠症。

小肠疾病在手掌区之形色征：溃疡性小肠炎。在小肠位呈红与白相间的斑点，当红色点居多且色深时，患者有腹疼感，(有则便中沉血)，若显浅红色征，说明炎症正趋消退，如呈浅黄色征，炎症基本消除病趋痊愈。(注：十二指肠球部位于小肠上部狭窄处，溃疡好发于此处故在察看形色时应多留意)。

过敏性小肠炎,多是因其免疫功能失调所致。患者对某种食物产生过敏反应,表现呕吐、腹疼等症状。其手征为:灰色与黄色相间杂之斑点;但斑点不成片状。当灰色点逐渐消失,病症逐渐好转。

小肠梗阻症或肠套叠症,其手征:在位区部显有不规则的凸形状,其色呈紫红、青灰之片(或缕)状;有则在其凸形、紫红之部位边沿又呈浅红色线的散射状,患者腹部膨胀、剧痛,不让别人用手触动。

## 【大肠】

在腹腔沿四周围成一个未封闭的方框状,分为盲肠、升结肠、横结肠、降结肠、乙状结肠、直肠、肛门等。盲肠部上接小肠,直肠部下通肛门。大肠的主要功能是,接受小肠运流下的消化物,再吸收其中的水分及养分,形成粪便经肛门排出。因大肠中的pH浓度适宜一般细菌的繁殖,故细菌量占粪便总量约20%,所以,大肠易患疾病。

常见的大肠疾病是,除溃疡性炎症、过敏性炎症外,则有大肠功能弱之腹泻症、传导性失常的便秘症、病毒性痢疾症、病变性的癌症(多发生在与直肠连接部)。

大肠溃疡炎症、过敏炎症,其色征反映与小肠同,只是位区稍靠外些,故色征不重述。

大肠的功能弱,其手征为,沿小肠区之外围,呈现一个类马蹄形乳白色之带状,(有的则显半边,有的则是一段。)一般是没有"形"的反映。若表层浮灰气是为病期较长;如表层现浅红为病症好转。

便秘症系传导失常(多与精神压抑相关)而形成粪便干硬(有的成球状),排便困难。中医谓之内结燥热,气态郁滞,津液不足;分谓热秘、气秘、虚秘(血亏)、冷秘(寒湿)四症。其手征为:浮(表层)、沉(里层)均现深黄色气,只有冷秘呈白色斑点。如便秘症逾三五年者,在其手区内有明显的亮斑(约绿豆粒大;约糯米粒大),在亮斑的圆内,几乎连皮纹也看不清,显得光亮。患者多是3～5天,甚至7～8天才大便一次。便状全是小球,甚则诸多小球积结团成大球状。症情反映:食欲差、常恶心;有的感到腿胀、头晕。是因硬聚便块,大肠膨胀压迫髂总静脉所导致连锁反应。

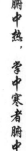

掌中热者腑中热,掌中寒者腑中寒

关于腹泻与痢疾病。都属大肠消化功能衰弱病症。多是由炎症引起，形成腹泻；由细菌性，阿米巴引起肠壁感染，造成片状溃烂，总感小腹下坠、疼痛；便中有脓，有血(轻者，状似泡沫)。腹泻与痢疾病之手征：在其对应位区，均显浅黄色(有的腹泻患者显乳白色)。有些腹泻、轻痢患者，是因精神刺激、或因用药过量、或因气候骤变、或因某种食物不洁等等而引起症情。这种暂时性的病症，需查明原因而后再告知是否需去医院治疗。像这类病症，在手征上反映是不明显的(因其大肠部位本就无病)。举例：1990年10月，天津市一位机关干部去蓟县办事，(蓟县盛产板栗)该同志常便秘。在蓟县开会一周，听汇报、写材料，天天坐着很少活动；因爱吃栗子，买了好多，整天当零食吃。回津后多日未解大便，干燥难泄，就连日吃了不少"通便灵"、"通圣丸"。结果连续两天腹泻。找到我们看其手征，察之形色未显病兆，问其所以，方知上述一段过程。由此，我们想到，有诸多外来因素，引起暂时症情，在手征上并未反映，遇此情况，应做询问，进行相关分析(并据中医六淫之说)，而后说症，不可妄自断言。

对于大肠癌变患者，所见病例不多，跟踪察看只有两例，一般的说，癌变手征，初期时，在手掌的对应位区(手掌根部中间)，显深黄与深灰色之相间斑点，如显黑红斑点则便中有脓血；中后期，该掌根部(若占1／3的手掌呈灰暗色，似有一层黑气笼罩，此时原深黄色斑点已成为深褐色，灰色变紫。(注：糖尿病患者之手征，呈全掌及手指也是灰暗色，而不只是掌根局部，症重尤甚。故在察诊时要注意区分)所察大肠癌症，多见癌变部位是在直肠(一例是在降结肠外)。以上所述，仅依所见七例直肠癌变手征情况。

至于肛肠肌症，主要介绍痔疮及肛裂的手征。痔疮在手上的对应区见图5-5。

痔疮分内、外痔。均在手的肛区(即对应区)反映有枯黄、青灰色片；如呈深红色，并在其相关区中显白色圆斑点(约粟粒大)；在便面带血殷红，说明痔疮发作；如在肛区现出凸形，说明内痔较多；如在肛区底部及两个相关位，显有褐黄或紫红色状，并间杂白斑点，说明痔疮病程较久。如只是在肛区有深红、乳白相间斑点，并在其边沿呈很多细微红线向外放射，其状愈是清晰，说明肛裂症愈严重。

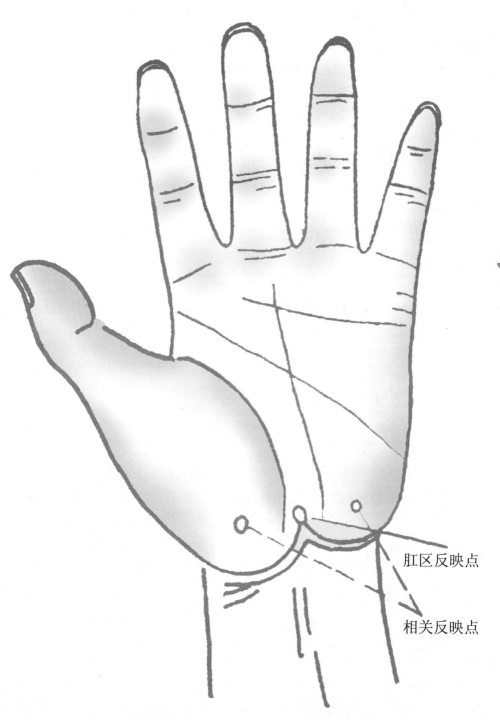

掌中热者腑中热，掌中寒者腑中寒

肛区反映点

相关反映点

痔疮手征

图5-5

注：在图5-5中，手腕上部、掌面底部，画出了一个类三角形。请多留意：长年便秘的人、患痔疮多年者，大都显有此"形"。如"三角形"显凹状，说明作过痔疮切除手术，且目前仍大便干燥；如在凹外周围呈青灰色或骨白色，说明性功能衰退，男女均同；前已说明，在肛区内显凸条状形，说明内（或外）痔严重。当然，若无凹陷之"三角形"，且大小鱼际区（即手掌下半部）均丰满、红润状，说明功能良好，男女均同。关于肛区上下左右出现其他色状，并显色沉、色重……。这将反映：阳痿、早泄、淋浊、白带等病症。在此不作细述（将在后章介绍），因这涉及相关区位（主要是在手背）。但有一条：在肛区位的下端，如显浅红片状（指无三角凹区情况），是妇女月经来潮反映；如呈骨白色状，是为痛经反映，至于症状仍需察诊相关区，关于妊娠等手征反映，也应察该位区（将在后章介绍）。

因本节是谈肛症，但该位区也反映性机能症、月经症、妊娠期等，故略作提示，以便察诊时注意区别之。

### 三、呼吸系统疾病察诊

呼吸系统，包括鼻、咽、喉、气管，以及左右肺叶的支气管、肺气泡。这些器官的功能，都是使机体与外界空气进行气体交换的。从呼吸器官的功能来看，均富含气和血的成分（较之其他器官而言）。《内经》中说："心主身之血"，"气血统于肺"。祖国医学理论中又说："气为血之帅，血为气之母"，"血赖气而行"等等，可见呼吸系统的功能，对维持人的生命活动有重要作用。所以，察诊掌指对应呼吸器官之气色变，更需细微周到。呼吸系统之病变及手（指）征反映。分述于下。

 **1. 鼻**

空气进入人体，由鼻孔始。鼻腔内毛对空气起过滤作用。鼻腔毛细血管较为丰富，鼻在呼吸空气时，运动频率与肺同步。鼻器官的常见病有鼻膜炎、鼻窦炎、鼻息肉及鼻肿瘤。这些病的共同症状，是呼吸不通畅，鼻部区胀痛感。在掌指区形色反映特征如下。

【鼻炎】

分为：急性、慢性、过敏性三种鼻炎。病理归为鼻腔黏膜炎症，以及黏膜下之组织炎症。其掌指位区的形色反映：急性鼻炎，呈片状之红色斑点；慢性鼻炎，略显凸形之灰褐色片；过敏性的鼻炎，以青色为其征(至于其他：单纯性、肥厚性、萎缩性等鼻炎症之手征特点，不必赘述了)。

患有鼻炎的人，常有鼻塞，头昏、额部痛、鼻腔痒、喷嚏多、流黄涕等症状。

【鼻肿瘤】

鼻腔肿瘤以及鼻窦肿瘤，主要有血管瘤、骨瘤、纤维组织瘤及鼻窦囊肿。均有良性、恶性之分。其良性肿瘤的形色特征为红白相间的色征和树枝状的凸起形。其恶性肿瘤的形色特征为青色或黑色与紫红色的斑点间杂位区内显不规则的凸起形。鼻之病症，在掌指的对应区内，必须分清：凡鼻腔疾位区靠下，凡鼻窦疾，位区靠上。

患鼻肿瘤病的人，会有鼻出血、或阻塞、鼻腔不通畅等症状反映。

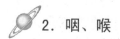 2. 咽、喉

咽喉既是呼吸通道又是进食通道。此部位之常见疾病：急性、慢性之咽、喉炎。其手征是在对应区，即手掌顶、中指根部，呈现白色斑点(对应区内片状)。急性炎症显"浮"，而慢性炎症则显"沉"。有的急性炎症患者的手征显"浮"的红、白相间的斑点(白色偏多)。咳嗽的手征是在小鱼际上端、小指根下，显多条毛细血管样的红色细线分布、横列于该部区。红色丝状线越显，说明其咳嗽症越重。通常，患有咽喉炎的人会伴有咳嗽症状，手征会有反映。

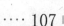

喉癌的手征，在咽喉区显有凸起的、黑色的"形"的样。

患者自觉症状：咽喉发干、热灼感、疼痛、吞咽困难等症状。

### 3. 气管及支气管病

气管连接左右支气管，左支气管深入左右肺叶，呈树枝状，繁生分布整个肺部联结肺泡，通常叫做支气管树。

气管和支气管的构造可分为黏膜，黏膜下层的结缔组织和软骨纤维层，它们主要的疾病是黏膜性炎症和支气管扩张症。

气管炎有急性和慢性之分，它们共同的手征是在该手位区有红、黄色间杂之带状和线状色征。急性炎症有"浮"的偏红的色带；慢性炎症显凸形有"沉"的偏黄的色线。如是长期炎症者，其手征位区呈褐黄色，似一架完整的鱼刺图样有序地排列着。

支气管扩张症，是指支气管及其周围组织的慢性炎症损坏了支气管管壁，使管腔扩大和变形。其手征是在对应区有密集的凸形的紫红色带。

### 4. 肺

肺在胸腔横膈之上，连接气管，通于鼻腔。肺靠肋面有条深入到肺门的裂隙叫做肺裂，左肺被斜裂分为上、下两叶，右肺被斜裂和水平裂分为上、中、下三叶。由于肺上叶主要位于胸腔的前上部，两肺的下叶主要位于胸腔的下部，右肺中叶位于右侧胸腔的前下部。因此，肺上叶病变引起的体征主要表现在胸前部的上方；肺下叶病变引起的体征，则主要表现在背部下方。

肺的主要功能是主气，司呼吸。肺主气是指肺主呼吸之气。肺脏有司呼吸的作用，是体内外气体变换的场所。人体通过呼吸，吸入自然界之清气(氧气)，呼出体内浊气(二氧化碳)，即"吸清呼浊"、"吐故纳新"。使体内之气与自然界之气进行变换，维持人体清浊之气的新陈代谢。所谓肺主宣发与肃降，是指肺有向全身宣散输布各种液态或气态精微物质和向下转输及向外排泄各种废气的作用。肺向下转输废水的作用，谓之"通调水道"。肺与皮肤汗毛孔的关系密切，故称谓"肺合皮毛"。另外，肺上通于鼻，因此也称"鼻为肺窍"。鼻的通气和嗅觉的功能主要依赖于肺气的作用。肺功能正常，则呼吸通畅。嗅觉灵敏。相反则鼻又成为邪气侵入肺脏的道路。

肺的常见病有肺炎、肺结核及肺癌。

【肺炎】

肺炎手征，是在肺之对应区显有红、白相间的片状斑点；炎症较重，手征色红。炎症较轻手征偏白。如手征呈片状红色，一般预示着几天内会有发烧症状出现。

病例：刘某，女，48岁，天津七五四厂干部，1992年冬相见闲谈时察手诊，其右肺区有片状、红色症状，问她肺部有何不适？是否发热？回答没有。当时告知其肺部有炎症，嘱其去医院检查，她没当一回事，一笑了之。第四天的早上，她突感不适，咳嗽、发热。急送医院，X射线检查结果为急性肺炎。住院第五天我们去看望她，她说："当时要是信您的话，早来医院检查，就不会受这份罪了。"当即又看了她的手，位区已呈白黄气色，趋向正常，说明炎症已退。但其右肺上部显有"沉"的粗糙线状，说明肺纤维组织变粗。她讲："这里的大夫也这样说"。同房的病友目睹这一情况感到很惊奇。

有肺炎病史的人，其手征有"沉"的较密之白色斑点。这是肺组织钙化的手征。

【肺结核】

肺结核的手征，是在肺区有有形状的近似圆形之浅黄色的斑点。结核病的早期手征为深黄色和浅红色间杂之斑点，在对应区呈现。当结核形成空洞时手征有几较明显的白色圆点，中间分布有褐黄微点。乍一看白色圆点近似个环。当肺部病变组织已经钙化时，手征为皱起或硬似黄茧的小碎片。如果手征呈现"沉"的紫红色斑点则说明局部组织溃疡，患者会有咯血症状。患有肺结核病的人，伴有间歇发烧、盗汗、咳嗽、胸痛等症状出现。

【肺癌】

肺癌的手征在肺区于对应部位有凸起"形"的青色和黑色斑块，(有的显血丝状)其大小形状，可乘以比例数值即知癌变面积。

肺癌患者的主要症状：咳嗽、咯血、胸痛、发热等。

【肺气肿、肺心病】

肺气肿是由慢性支气管炎发展而成。肺心病是肺部疾患影响心脏，合并心脏疾病的一种综合征。肺气肿的手征是在肺区有凸起的片状，呈"浮"黄白色斑。通常，肺气肿的手征为大面积疏松样的凸起为"形"征。

肺心病的手征，是在肺区和心区均呈现片状的暗黄色或红白间杂之块状色斑。如见此征，需要考虑(察诊)肺心脏疾病。以便综合分析病情。

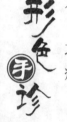

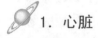
四、循环系统疾病察诊

人体循环系统包括心脏、动脉、静脉、毛细血管及淋巴管(见图5-6)。它们都是输送血液和淋巴液的管道。它们的生理功能是通过血液流动，使机体得以分配氧和营养物质，排除二氧化碳和其他代谢产物，并且输送激素和调节体温。从形色手诊角度讲，循环系统之组织及器官的手征是以气和色为特征的。因而，就自然的为我们"提供"出了气和血的基本手征——白黄色和浅红色。

### 1. 心脏

心脏在胸腔的中纵隔内，在两肺的中间，膈肌的上面，位于胸骨之后，食道之前空间位置。心脏的1/3在人体中线的右侧，2/3在人体中线的左侧。大小如本人拳头，形似侧放圆锥体，尖端指向左前下方。心脏表面靠近心底处，有一环形横沟，称为冠状沟，是心房与心室的分界线，沟的上方为心房，下方为心室，心室又被前纵沟和后纵沟分别分为左右两半，即为左心室和右心室，心脏的内部有层间隔，把左右心房分开。

●心脏的功能

心脏的功能主要有两个：一是主血脉；二是主神志。心主血脉是指有推动血液在脉管内运行，营养全身的功能；心主神志是指人的思维意识活动。精血是神志活动的物质基础。心的气、血充盈则神志清晰，思考敏捷，精力充沛。反之，则会心浮气躁、失眠多梦、心悸健忘，甚则导致心、脑疾病。

●心之位区

依据对应定位原则，心脏位于食指根下，可是要以这个面积不足1cm区域内，以手征来把握结构复杂，运动量大的心脏健康状况之形色信息，难度可想而知。为使心脏疾病察诊接近准确，我们采取一个局部放大办法，依据定位的对应性原则，在心脏的相关区内大鱼际处，将其纵横向的划出"十"字交叉线，大鱼际"分"四块，分别代表左（右）心室（房）。其心脏相关区定位图，见图5-7。

●心疾手征

心脏主要疾病：心律失常、心肌炎症、冠心病、风湿症等。

【心律失常】

心律失常分心动过速和心动过缓两种。

心动过速的手征是在心区内有"浮"显白色斑块，"沉"呈霞红色征。患者自觉症状，心悸、心慌。

心动过缓的手征是在心区内，有红色片状块，并衬托着青筋凸"形"。患者自觉症状，胸部有闷压感。

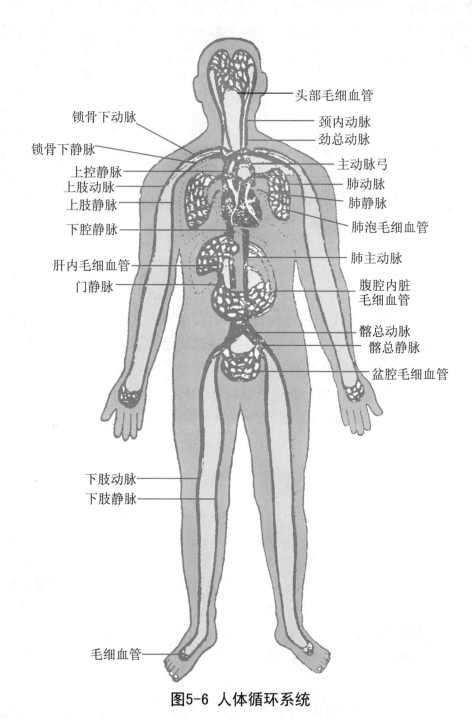

头部毛细血管

锁骨下动脉

锁骨下静脉

上控静脉

上肢动脉

上肢静脉

下腔静脉

肝内毛细血管

门静脉

颈内动脉

劲总动脉

主动脉弓

肺动脉

肺静脉

肺泡毛细血管

肺主动脉

腹腔内脏
毛细血管

髂总动脉

髂总静脉

盆腔毛细血管

下肢动脉

下肢静脉

毛细血管

图5-6 人体循环系统

形色手诊

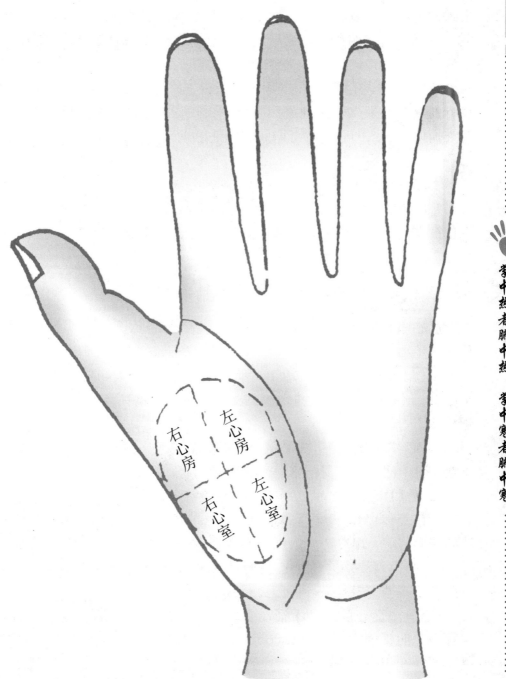

图5-7 心脏相关区之定位图

（1）心房早搏（期前收缩）　是受精神影响的心律失常症：疲惫、失眠，外界不良刺激等，都会引起房性早搏。其手征在相关位的心房区，有朝霞般红的色征，当致病因素消除，情绪恢复正常，这种色征也就退去。

（2）心脏传导阻滞　该病手征的反映，在对应位与相关区，显灰色呈青筋具凸"形"。此种疾病多为先天性传导阻滞。也有因心脏瓣膜纤维损坏而导致的。患者有胸闷、胸痛感觉。

【心肌炎】

心肌炎的手征，在心区内有红白相间的斑点。病情重者，不仅区内色征偏红，具有"形"之凸起（心脏肿大）。患者自感在心前区有隐痛、周身乏力，兼有头晕症状。

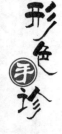

【冠心病】

冠心病是冠状动脉粥样硬化性心脏病的简称。可分为原发性、骤停、心绞痛、心肌梗死、心力衰竭等类型。其手征是在心区内有椭圆形、稍凸起、白色或灰色色块的形色反映；大鱼际（相关位）、掌指中节（处），均显青筋表露，一般的说，心脏病症越重，此青筋越显浓。

（1）心绞痛之手征：在心区位显凹形的青色，或灰色之色征。患者感觉胸骨中间及里，局部疼痛，并放射到肩、颈、背酸楚。

（2）心肌梗死病之手征：常反映在心室区有褐黄色的斑点。急性心肌梗死色点偏白（乍一看呈灰白色。）。患者症状，胸骨上段及中段有连续性的疼痛、出冷汗、烦躁感。

（3）心力衰竭病之手征：反映在左心区有块状的白色，表面分布一些红色斑点。患者感到疲乏、头晕、气短。

（4）风湿性心脏病之手征：多发生在心包。心包是围绕心脏和大血管根部的膜性囊。手征特点明显，在对应区（无名指下端处）显青灰色亮圈；在相关位（大鱼际靠外侧）呈透明状，"浮"青黄色；从掌面看，各指节部，有虚肿样。患者自我感觉，呼吸费力，胸口闷压。

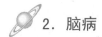 2. 脑病

【脑动脉硬化】

脑动脉硬化症其手征为，在对应区(中指顶部——俗称指肚)，呈红、白色的树枝状线。有的患者，指肚上显白色片状("状"无规则)。一般的说，色度浓、症情重；通过电泳、造影的检查，多是证明脑供血情况欠佳。

脑动脉硬化症患者，常常会有头痛、头昏、舌麻感觉。一般的说，有脑动脉硬化症的人，中指中节两侧有凸起的青紫色筋。凸形越显，硬化症重。

【脑血栓】

脑血栓病患者手征，是在其对应区(中指指肚)有红色斑点呈现。有时非常明显。给人以"沉"之感，瘀之"形"。脑血栓如导致肢体偏瘫或全瘫，会在其对应区(各个手指)局部位有"形"变。(脑溢血的手征与脑血栓的手征，大致相同，两者主要区别：后者显红色斑点，前者呈红色斑片。)

病例：1990年秋，天津市政机关干部陈×(男57岁)，一个多月之前曾患脑溢血症。因病情轻，治之及时，未留后遗症，但总感到浑身绵软无力。察其手征，心脏区有白色圆圈，血压区显红色。而其肝区呈红片、脾区朱红状、肾区又显青灰，看来手征色较为复杂。时值下午一点左右，估计时辰刚过午时，未时初进；午时少阴心经，症情应显反映，虽进未时，症状应有存留，而脾、肝、肾之色征，却呈明显反映；但过足厥阴肝经十小时，距至足少阴肺经尚四小时，分析说明，脾肝肾器官有病，促使其高血压导致其脑溢血发生。

患者主诉：前几年患肝炎、转氨酶总不降。外因：小女考入重点大学，他高兴至极，请客摆席；接着次子工作调动，很不遂意，烦托各方，反而造成家庭矛盾，内心蓄火，肝阳上冲。察其内因：脾不统血，升化力弱，水谷精气，上不及肺、下不达肾；肾气不足，焉与心交?所以，其心脏、血压之病因肾阴不足引起，必须治肾。肾脏功能加

强，心肝脾血正常。

**【高、低血压病】**

高低血压手征对应位是在中指顶端（指肚）。其相关区，是在中指根节两侧。因这种病不属某一器官。故需依据"手形即人形"的规律，考虑病理"形"、"色"反映。血压是心脏动力的表现，是由血液作用血管反映出来，因此我们以"顶部"外，这种很能呈现手诊信息的末梢血管，再依据位能原理及脑生理结构中的大量血管，而且位能最大，最能反映心脏动力的信息。

（1）高血压的手征：在中指的顶部指肚，有红色层。血压越高；其色越红，患病时间越长色层越"沉"，呈为深红。相关区中指根右侧也显色红。如红色中有白色斑点分布，说明其血压值有波动，此种现象常会有头痛症。

（2）低血压之手征：在其中指顶部（指肚）对应位有乳白色层（如显红白相间斑点，为血压不稳定）。其相关区（中指根的左侧）也呈乳白色层。（若在相关区内显淡褐色点，说明低血压病日久）。低血压病人的整个手掌颜色较淡，而且会有头晕、眼花症状。

## 五、泌尿生殖系统疾病察诊

泌尿系统包括肾脏、输尿管、膀胱、尿道。它们的功能主要是输尿、贮尿和排尿。其泌尿系统解剖图见图5-8。

### 1. 肾脏

肾脏左右各一。分别位于腰部脊柱两侧，紧贴后壁，腹膜的后面。形似蚕豆。

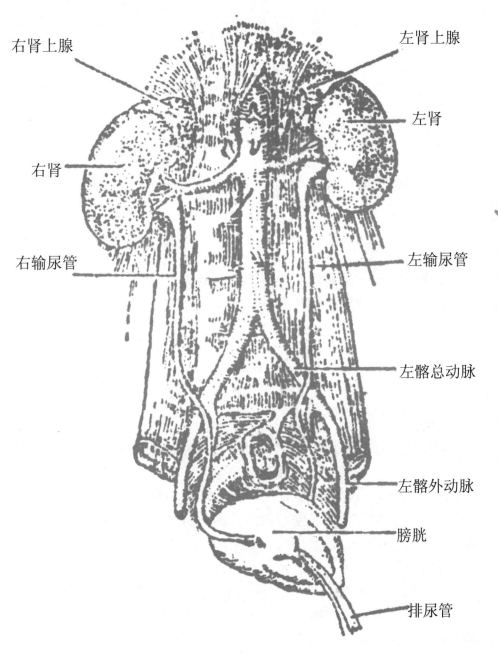

右肾上腺　　　　　　　　　　　　　　　　左肾上腺

右肾　　　　　　　　　　　　　　　　　　左肾

右输尿管　　　　　　　　　　　　　　　　左输尿管

　　　　　　　　　　　　　　　　　　　　左髂总动脉

　　　　　　　　　　　　　　　　　　　　左髂外动脉

　　　　　　　　　　　　　　　　　　　　膀胱

　　　　　　　　　　　　　　　　　　　　排尿管

图5-8 泌尿系统

(1)肾的主要功能：肾脏功能有三：一是藏精；二是纳气；三是主水。藏精，是指肾脏具有贮藏五脏六腑之精气及生殖之精的作用。五脏六腑精气来源于饮食水谷的精华部分，是维持人体生命活动的基本物质。称为"后天之精"。生殖之精，是指男女交媾之精，是人类生育繁殖的基本物质。谓之"先天之精"。因此，肾对人体的生长发育和人种的生殖繁衍，关系极大。中医学说："肾为性之根。""肾为命之本"。

【纳气】

是指肾脏具有固摄，受纳：肺所摄的自然清气、脏腑所运化之营气，中医谓之"肺主呼吸，肾主纳气"。

【主水】

是指肾脏有主持和调节人体水液的功能。肾将人体代谢过程中的废物随尿排出；肾以人体气化作用，将肺、脾传输来的清气、水液之精，通过肾的皮质与髓质之功能作用，再转送人体之各部去，从而达到调节人体各部液体的代谢平衡。

(2)肾的主要疾病：肾虚、肾炎、肾结石症。

【肾虚】

肾虚是指肾脏功能衰弱所引起的诸多症状。例如：腰膝酸软；尿频、尿多、遗尿等症；性欲减退；早泄、阳痿、视物浑及耳鸣等症。中医认为：肾虚，"藏精、纳气不足，强根、固本不及。"水液代谢失衡，而引起的一系列反映。西医认为：肾虚是由微循环系统、内分泌系统、免疫系统之生理机能降低而形成的症候群。

肾虚的手征：在其对应区有花白色块。在生殖或泌尿系统位上，也呈浅黄色气层和乳白色点。肾虚病人需要：节制水食味重以及糖量；节制房事，避免惊慌、悲恐之事；每晚用些滋补肾药，以免肾虚病症发展。

【肾炎】

主要是指肾小球肾炎，过敏性肾炎，肾盂部肾炎；肾炎多是由呼吸道感染而引起喉咽部、扁桃体之炎症，菌毒侵体发生免疫反应，致使肾小球发炎。机体症状：上午脸、手肿胀；下午腿、脚肿胀。

肾炎的手征：在其对应区位出现红色色斑，其肾区皮肤显"浮"黄层(有则枯黄色征)肾炎较重病程较久，显为深红色斑。

【肾结石】

肾结石的手征：是在肾区有沙砾状、不规则、凸起形的白色斑点(白斑点上"浮"有细丝样红色线)。是因结石引起肾组织的充血或炎症之反映，患者会有腰痛、(或者隐痛)乏力、血尿、面包苍白等症状。肾结石病日久，患者脸色灰色，眼眶显青，其掌指面显灰，位区紫红；其手掌背呈乌，手指甲白。

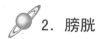2. 膀胱

膀胱位于小骨盆内，形状随贮尿量的多少而变化。膀胱的主要功能是贮尿和排尿，膀胱的常见疾病：膀胱炎、膀胱结石、膀胱癌。

【膀胱炎】

膀胱炎的手征：在对应区有凸起形的红白色点。膀胱炎初期征，是浮层、凸起的白色斑点。有的呈椭圆形。轮廓清晰可见。慢性膀胱炎，在发作期，手征是凸起的浅红色斑。膀胱炎的症状：尿频、尿痛、尿急、脓尿、血尿。

【膀胱结石】

膀胱结石的手征是：在其对应位区，呈明显凸起的红色块斑，块斑周边围绕沙砾状白点。结石病史较长，位区之上，"浮"层灰青，说明，石块已镶入膀胱组织。如碎小石块、仍在膀胱之内游动，其对应区色显红并显亮。

膀胱结石症状：排尿困难、排尿疼痛、以至血尿。

【膀胱癌】

膀胱癌的手征：是在对应区内显有凸起形的青色或黑色之块状，并在周围分布细微血丝样的红线；红线四周则是灰白。整个掌面缺少光泽等。

膀胱癌的症状：腰腹坠疼，尿急失控，血尿、黑尿，左右胯重。

 3. 男女生殖器官疾病

生殖系统包括男性生殖器官和女性生殖器官。

(1)男性生殖器官，包括睾丸、输精管道和腺体(前列腺和精囊腺)。男性生殖器官解剖图见5-9。

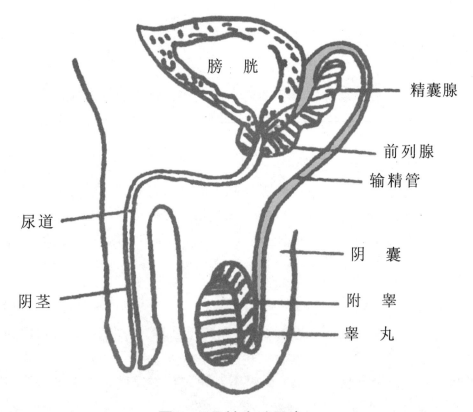

图5-9 男性生殖器官

【前列腺】

是一个栗子形的腺体。位于直肠前、膀胱下、生殖膈的上面。前列腺分泌的略带碱性液体，是精液的保护体。前列腺的疾病，主要的是，前列腺炎及肿大症及肿瘤症。

前列腺的手征：前列腺炎，在对应区有红白相间的斑点；前列腺肿瘤，则是由青至黯的色斑。如炎症重则成红色块状；如肿瘤大、则显起之形。

前列腺炎患者主要有发烧、尿频、腹痛、腰痛、排尿困难等症状。

(2)女性生殖器官，包括卵巢、输卵管、子宫、阴道、阴唇。女性生殖器官解剖图见图5-10。

子宫疾病主要有子宫息肉、宫颈囊肿、宫颈糜烂、子宫肌瘤等，下面分别介绍其手征。

【子宫息肉】

手征为宫颈区有凸形，而无异常色征。

【宫颈囊肿】

手征为有形的、疏亮状。

【宫颈糜烂】

手征为宫颈区有疏稀的潮红色片状。一般的说，炎症初期色偏红、炎症日久，色却偏白；炎症越重，色呈紫红。患宫颈炎的人，白带增多，间作腹痛。

【带环异常】

妇女带金属避孕环后，对应区内手征显有一个类似环形凸起白圈。(不锈钢环或铜合金环)凸起不明显，但形状可辨。如带有机材料环，凸起形较明显，形状很清晰。这种环最长时间可放7年。如果"环形"周围有了红白相间的斑点，说明带环时间已久，环已被子宫组织所包住。

病例：天津电厂女工，孙某（49岁）五年前带金属避孕环。半年前去医院作了摘取。但总感到腰背痛。1989年秋，看其手征。见子宫对应区只有半弯状的凸形，气为浮黄色征，皮层下呈红白相间色点。当时分析宫内长有异物，告知她应去做X射线或B超检查。经查，却是半段金属环留在宫内，原来当时取环未能彻底，部分残留宫内，长约2.4cm的半截金属环已镶入子宫壁中。

【子宫肌瘤】

手征特点：在其对应区内，显有凸起形的粉白色斑。如病程长，手区部位则呈灰黄气层浮罩。如果位区气血"浮"转"沉"，色征变为土黄、且布褐色小点，则兆示病变，需要作防范。

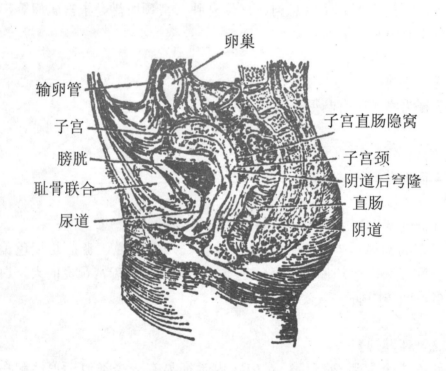

图5-10 女性生殖器官

病例：1988年秋，天津手表厂试制车间工程师张×（女），其手征在宫区显清晰的、乳白色圆点（约秫米粒大）。当即问其大小便有何不适?她答："没有!"从色形看并非险恶之象,告之子宫肌瘤,约乒乓球大小(依器官与形征10∶1比例估计而说)。她一听就乐了"没那回事,纯吓唬人!"但还是告诫她去医院作检查。过了一个多月,听说这位张工在医院作子宫瘤摘除手术(肌瘤约小学生手皮球大)。此时又有表厂夹板车间女工刘×(43岁)找来察诊。其宫位手征:显淡黄色、约稻粒大之略凸形,而该椭圆之凸形,其各缘边沿洁净,虽色征显黄,但光亮不恶;患者本人体态健壮,精神开朗。故可直说:是有肌瘤、形色良好、尽快摘除、完全放心。她听后很高兴,去医院做手术。后来听该车间人讲,摘出的肌瘤竟(长宽径围)26cm×21cm大,而且很硬,重300多克。

【卵巢炎】

手征:通常均显宫位左或右上方,呈竖条状黄白道;急性症显淡红,乳白相间色之斑点。

宫位下端,为阴道区,炎症亦是粉红、乳白相间斑点;但该征呈条状而显形不规则(主要症状白带增多)。

【月经不调】

是指来潮时间提前滞后。月经提前(经水多溢)手征:宫区底部,显粉红色网状;其色越红,提前时间越多。月经滞后(黑红量少,浅红量多)手征:宫区上部,呈白黄色片状;其色越白,滞后时间越长。

【宫颈糜烂、以致癌变】

手征:凸起之形征,边沿杂乱;呈现之色征,青黑显恶。其症状有:臀重胯酸,流黏稠液、间有腥臭气味;患者颜面枯黄、熏黑(亦有骨白色面孔至终者)。

六、运动系统疾病察诊

肢体运动,是人有意识地对其生物机能的锻炼与表现。但人体的运动是由骨、关节、肌肉三方面的配合及作用才能进行。骨与关节联结构成人体的支架；肌肉（以及韧腱）附着在骨与关节上，通过神经的支配与协调，由肌肉的收缩与舒张，牵动关节屈伸旋转完成各种动作，进行肢体运动。但这三方面的某个部分出现异常（有疾病或损伤），均使肢体运动失调。所以，对于运动系统疾病察诊，需同时把骨、关节、肌肉这三个方面的位区形色，作统一的分析，因此三者紧密相连，虽其功能各有所异。

人体骨骼是由206块骨组成，骨组织坚硬，外密内疏。（见图6-1）每一块骨均由骨膜、骨质、骨髓三部分组成（见图6-2A）。少年时期，骨纤维多，骨富有弹性，不易骨折，但易变形；老年时期，骨钙盐成分增多，骨变硬脆，易于骨折。

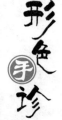

关节是由关节软骨、关节囊膜、关节间腔构成（见图6-3）。光滑的关节面（软骨处），充足滑液的关节腔，是关节灵活的"基础部"。

肌肉是指骨骼肌。它的总量约占体重之40％。人类进化，使其骨骼肌肉能产生与劳动及思维有着细致而准确地协调运动（或说动作）。如：歌唱时的喉舌、面目表情变化、手足各种姿势等，全靠肌肉的牵动。

从阴阳关系说，骨在内，属于阴，肌在外，属于阳；从手征形色看，阴呈现"沉"，阳显为"浮"。据此论之，关节在内，属阴、为"沉"；肌肉在外，属阳、为"浮"。对骨、关节、肌肉三者区分阴阳关系，是为便于察分三者病症。

据象论之，阴阳于肢体，以对应定位原则，从脑、颈椎、脊椎、至尾骨，由双臂及双腿的外侧，应察手指掌背；从颜面、前胸、腹脐、至阴部，由双臂及双腿的内侧，应察手指掌面。

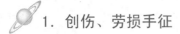 1. 创伤、劳损手征

创伤和劳损在其相应部位呈现浅红色放射状、显"浮"，为肌肉刚被拉伤（或碰撞伤）；如呈白色，则为劳损，若伤与损及骨，色显"沉"，有凹形。伤损及骨发生弯曲（颈脊椎、臂腿骨），会在对应部位呈褐黄色斑点以及"形"变。仍显"沉"色。

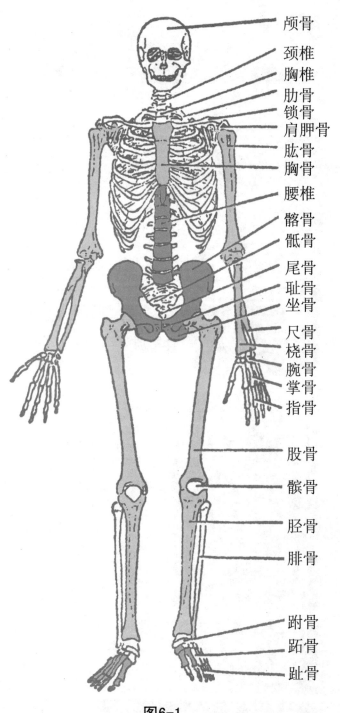

颅骨
颈椎
胸椎
肋骨
锁骨
肩胛骨
肱骨
胸骨
腰椎
髂骨
骶骨
尾骨
耻骨
坐骨
尺骨
桡骨
腕骨
掌骨
指骨
股骨
髌骨
胫骨
腓骨
跗骨
跖骨
趾骨

图6-1

掌中热者腑中热，掌中寒者腑中寒

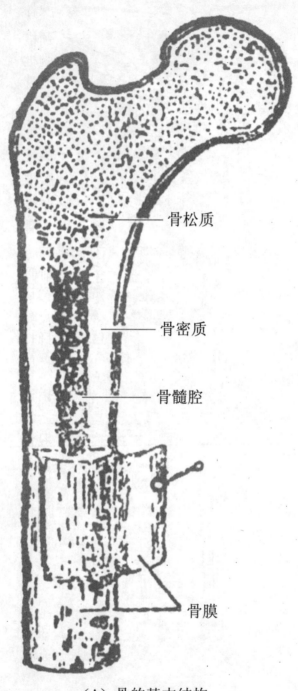

骨松质

骨密质

骨髓腔

骨膜

（A）骨的基本结构

图6-2 骨的基本结构

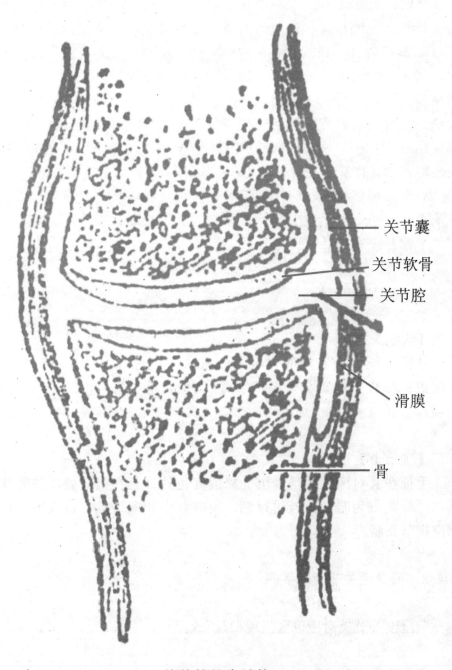

关节囊

关节软骨

关节腔

滑膜

骨

关节的基本结构

**图6-3 关节的基本结构**

掌中热者腑中热，掌中寒者腑中寒

病例：天津人大领导××同志，（男）68岁，1990年考察其手征：右上肋骨区显凹形，呈白色散射状有几个淡褐色小斑点，似"沉"似"浮"不够明显。分析征状：凹陷状况，可知当时创伤很重；色征情况，又无任何斑痕迹象；摔、砸、刺伤等都不可能，结论是被重物猛然碰撞。这位领导同志听罢，当即就说："一点不错。在'文革'中被造反派打的，在我没防范时挨了重重一拳，当时，我被打得眼冒金花，站立不住……好长时间右肋总疼……"，"奇怪，这些年查体也没发现，却让你从手上看出来了……"。

肌肉劳损（包括拉伤），一般色征是白片状，所显"浮"，系乳白及淡黄之气色。通常察劳损症，须与关节劳损联系着看。因为运动需有关节配合，没有单纯肌肉运动。

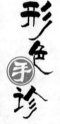

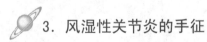 2. 骨的疾病手征

【骨折】

骨折手征，在其对应位区显凸条状青白色线；若骨折时间久则呈暗色；如骨折严重会有褐色小斑点（也有呈多条白色线者，但凸形不显）。

【关节炎】

手征在其对应位区呈"沉"象殷红色片，且在指节处显肿胀状。其"浮"象气为暗黄。若进行期，反映红白相间杂点，自我感觉对应部位指节胀满。

3. 风湿性关节炎的手征

风湿性关节炎对应位区呈现白片（或点）。

【骨质增生】

其手征区映在对应区，有凸起形、显黄白色。因骨质增生症，多在关节发病，涉及骨、肉、关节，故其手征反映出的形色有多面性；

呈红、白、褐色、显突、粗、糙形。

【骨刺】

骨刺之手征，察其对应位区，仍以凸、皱、糙、硬原则视"形"；仍以白(寒)、红(热)、黑(恶)、青(疼)原则看"色"。

【脊椎病】

脊椎包括颈椎、胸椎、腰椎、骶椎。肢体各部对应位区是在掌背(见图6-4)。脊椎常见疾病——增生；变形；间突。

【增生症】

以颈椎增生和腰椎增生居多。其手征是在对应位，有凸起的"形"征(用手抚摸就会感觉)；有土黄点"色"征。在其对应区内，皮显"沉"的气色，呈乳白或淡红。由于增生会压迫区域内的神经，从而引起头晕、肢体某处麻木……，故在察看掌面时见有头晕、肢麻之手征反映，应再细察掌背脊椎处之形色，然后分析其头晕、肢麻与脊椎症的关联程度。

【椎变症】

脊椎变形是指由于某种原因，改变了正常的自然弯曲弧度，成左右侧弯或前后倾弯。其手征在掌背只显"形"；用手触摸可知(有患者触摸其对应位有疼感)凸、凹情况。但对这种凸凹形的"信息"，容易与骨刺症的"信息"混同，需在手诊实践中去体会去分辨。

【间突症】

腰椎间盘突出症，是由负重损伤、外力撞击、慢性劳损引起，椎纤维环被破坏、髓核向外膨移。重则压迫神经，并发放射性痛、牵制四肢外侧痿疼，以及头晕、目眩、平躺困难。其手征为气色青灰，对应区位凸形明显(需用手摸)，手背部位呈浅黄(或褐黄)色小斑点。轻压就有疼感。(至于手背青筋暴起，需从循环系统思考(略)。当然，常年室外作业且劳动强度较大的劳动者之手背暴筋，则另当别论。)

掌中热者脐中热，掌中寒者脐中寒

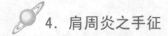

## 4. 肩周炎之手征

肩周炎症又称"五十年肩"，中医谓之"漏肩风"。其症状是，肩臂疼痛，上肢活动受限。其手征是，在手背位及指根桡侧处显青色片状，如在青色片状内有白色线状，属兼有风湿症；若在该部位只呈白色云状，即单纯属风湿寒症。

"漏肩风"症时间较久，在其位区反映青紫色征，且"浮"有一层灰气(或灰黄气)。

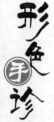

 5. 臂与腿骨折或变形的手征

骨折或变形主要察看手指，其各手指对应四肢，部位按节对位，形征反映病症。(见图6-4)

病例：天津第二附属医院内科，原党支书马×，58岁，女。1992年春，察其手征，见其无名指二节处内桡侧呈凹形，再看其掌指背无异常色征显；告知：至少在20年前，她的右小腿骨折断过，但愈合得不平整，像电焊烧结钢管那样，凸了一圈。她笑着说："真是神了！我很小就参军，1948年随部队打仗时，我是个小护士。晚上到山下去取东西，跑的很急，一脚踏进坑里，摔倒了，小腿骨折断了。当时医疗条件很差，就用两块木板挟着拿绑腿带给捆住，在野战医院里住了几个月就好了。现在也好好的呢！1963年照X光片，接口处是个大疙瘩。嘿嘿！你从手上看的跟X光照的，还真差不多呢！"

应提醒注意的，在察诊时，当须考虑职业因素。譬如：长年累月搞钢(元珠)笔誊写文字工作的人，其中指上节会呈歪状形并有老茧，就不能诊其为颈椎、枕骨有毛病；长年累月专事雕刻的艺术工作者，其手指、虎口、鱼际处表现硬糙，且大小粗细违反"常态"，绝不能说其腿、臂、头、脚都有问题。

因此，在诊察腿、臂、头、脚等处疾病时还应考虑其他"外界因素"的干扰，排除其可能干扰诊断的诸多原因。

在本书中对神经系统的诊察，基本上没有涉及，其原因是，神经系统的诊察比较复杂，需要专册论述，故而没写。

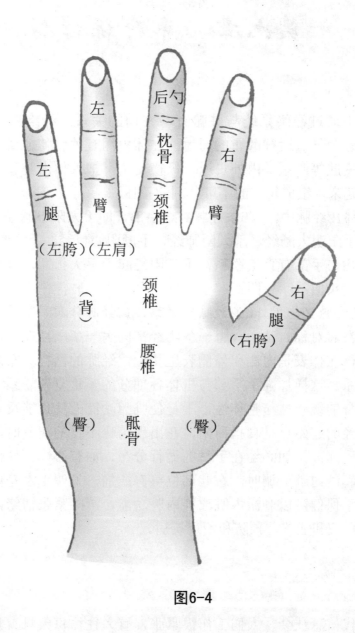

图6-4

掌中热者腑中热，掌中寒者腑中寒

131

# 第六章　手疗保健操

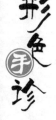

双手通过经络系统与脏腑有着密切的关系。经络系统就是以经脉、络脉为气血运行散布的通道，在体内同有关脏腑连属，在体表与筋肉、皮肤等联系，内外贯通，纵横交错，把人体内脏和肢体各部紧密连接起来，组成统一的不可分割的整体。

人体12经脉中，有6条经脉到达手部，即手太阳小肠经、手少阳三焦经、手阳明大肠经、手太阴肺经、手厥阴心包经、手少阴心经。这6条经脉均与手部有直接联系，手三阳经起于手大指端，分布于上肢外侧而到达头面；手三阴经起于胸部，分布于上肢内侧而到达手部。手部的6条经脉又与另外6条经脉相联系，12经脉分布于胸背、头面、四肢均是左右对称。其中，每一条阴经都同另一条阳经在体内与脏腑相互络属，在体表是内侧和外侧表里相配，经脉的循行分布多有交叉和交会关系。这样加强了手部与机体各部分的多种复杂联系，构成了手部与全身的统一性与整体性，于是使脏腑功能的变化能反映于手部。如大肠经的起始点是食指商阳，在出现消化不良的病变时，食指上就会出现压痛；又如心经在手掌的循行分布，如有心悸、怔忡等精神紧张而引起的内脏失调时，在此部位可有压痛，说明手掌是内脏的指示计。手掌保健可以刺激内脏改善内脏功能，消除紧张情绪，消除身体的不良反应和症状，预防和治疗疾病。

## 1. 手掌互搓

现代信息社会，人们工作很紧张，有人往往每天只有几个小时的时间躺在床上，但由于工作的惯性和思维的惯性，往往又辗转难以入眠，但是又必须在预定的时间起床去上班。所以能够很快地入睡是大家的愿望。睡得深沉又可以最大限度地消除疲劳。那么不妨试一试手掌互搓的办法，可以很快入睡，一觉醒来，顿感神清气爽、精力充沛。

在睡前的1～2分钟，躺在床上，把双手的手掌相对，稍用力前后揉搓1～2分钟。至手掌心发红最好，这样就可刺激掌心血管，加快血液循环可以安神镇静。用于防治失眠、疲乏无力、精神紧张症都很有效，见图6-1所示。

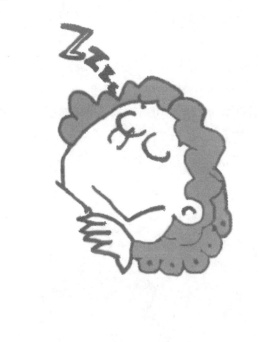

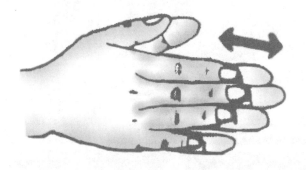

图6-1

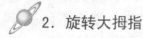 ## 2. 旋转大拇指

神疲力乏，周身无力，工作一天下来，身体就像要散架一样，什么也不愿做了，这时有一个简单而有效的消除疲劳的方法，那就是旋转一下大拇指。

拇指跷起，其余4指并拢，拇指按顺时针方向转30圈，再按逆时针方向转30圈。要领是从拇指的根部慢慢旋转、拇指尖尽量划大圈。可以补虚提神。用于体力不足、昏昏欲睡等症，并能治疗拇指麻木、疼痛。

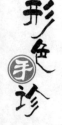 当然要双手大拇指一齐转动，从拇指根部旋转，转一圈360度，其他四指不动。拇指尖转的幅度应尽量大些，要努力做到这一点，因为这是关键。开始做时，转起来可能不灵活，也费力，但反复练习后，便会随心所欲，旋转自如。此时应注意充分转动拇指根部，分别向内外两个方向交替旋转，每次转1～2分钟。见图6-2所示。

左旋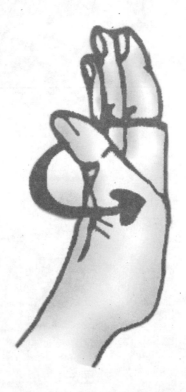

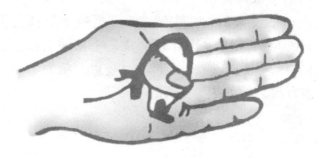

右旋

图6-2

这个动作刺激拇指根部，也就是刺激大鱼际。大鱼际是拇指根部手掌上肌肉发达的部位，局部胖乎乎的，占手掌相当大的部分。此动作不仅可以刺激与拇指有关系的呼吸系统，而且也会刺激消化系统。健康人的大鱼际会高高隆起，弹性很好。锻炼大鱼际，会产生力量，使人精力充沛。

另外，大拇指指腹是头脑全息反射区之所在，转动大拇指也有改善大脑血液循环之功效。

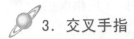 3. 交叉手指

从中医全息学说我们知道，头部的反射区位于手指，刺激手指能有效改善大脑的供氧与供血，从而恢复大脑的工作效率。

长时间地学习和工作，效率肯定会下降，甚至有头昏脑涨、乱糟糟一团，无头绪的感觉，短暂的休息和到室外透透气、散散步的改善效果也不十分明显，可以利用较短的时间做一下手指操，捏一下手指，这时烦躁不安和懊恼马上会烟消云散，效率又可恢复了。

双手手指自然交叉地扭在一起。可能有的人把右手大拇指放在左手大拇指上面，有的人则把左手的大拇指放在上边。哪只手的大拇指放在上面，产生的效果是各不相同的，所以左(或右)手大拇指在上

交叉一会儿后，要换成右(或左)手大拇指在上交叉。然后，使手指尖朝向自己，从手指根部把双手交叉在一起，并使双手手腕的内侧尽量紧靠在一起。一般交叉3秒钟左右，就可更换下一种交叉，反复进行10～20次。以不同方式使手指互相交叉，不仅使大脑的思维活跃，而且可以醒脑提神，刺激脑神经。于防治健忘、精力不易集中、大脑迟钝、嗜睡等都有显著的效果。见图6-3所示。

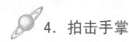

## 4. 拍击手掌

如果一夜未眠或者夜间睡眠时间太短，早晨起床后仍感到头昏脑涨，不妨做一下这种简单而有效的拍手掌操。这种拍手操，会使人头脑清醒。

把手掌合起来拍击，发出"啪啪'的声音。一般在晨起时作此法，可以把双手向上方伸展，强烈地拍击手掌3次，接着，把向上方伸展的双臂放在与脑成90°的部位，再拍击3次。拍击时，手腕要用力伸展，尽量双手掌对齐。手掌心是人体许多脏器反射区之所在，拍手掌可以宁心醒脑，有助于增强心脏功能，开发大脑潜力。对于防治晨起时睡懒觉、白天精神委靡不振、记忆力不佳、注意力不集中、手麻、手凉等均有较好的效果。见图6-4所示。

拍子掌的要点是手掌合上时，尽量让手掌以及手指互相贴合，中指和中指紧紧贴在一起，能刺激到手掌上的尽町能多的部位。

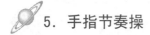

## 5. 手指节奏操

有节奏的手指刺激，可以活跃大脑，增强大脑的记忆和思考能力。通过不断刺激指尖，可促进神经末梢的血液循环、调节人体内脏的节律，对老年人尤为适合。

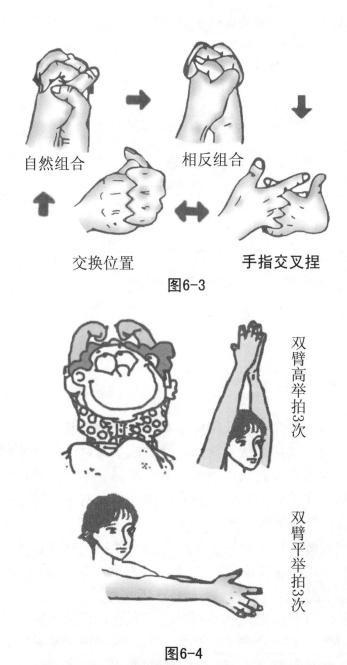

自然组合　　　　　相反组合

交换位置　　　　手指交叉捏

图6-3

双臂高举拍3次

双臂平举拍3次

图6-4

用大拇指依次向其余4指做有节奏的对指运动，先从食指—中指—无名指—小指做对指运动，然后从小指→无名指→中指→食指做对指动作，共20次。有节奏地进行对指运动，可以防止老年人大脑的衰退老化。通过作这种指尖的精细动作，可以提高记忆力和集中力，防止指尖麻木、疼痛。见图6-5所示。

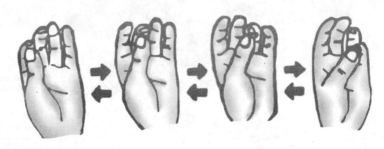

拇指压食指　　拇指压中指　　拇指压无名指　　拇指压小指

图6-5

### 6. 手掌吹风

有的人由于气血不调或阴阳不和，有时特别是冬天，手脚发冷，有的人工作疲劳或长期伏案工作，会造成全身血液循环不畅，身体劳乏，如再继续做什么，效率也不会高，用温风吹一下手，效果就大不一样了，马上能改善脑血管供氧和血液循环，对于消除疲劳、恢复大脑的活力实在是简单而有效。

在早晨或睡前用电吹风使手掌稍热、就把电吹风移开，然后再继续上述程序，这样反复进行5～10次，使整个手掌都被温风刺激到；然后，对指端部也同样地进行刺激，热风吹完后，再用冷风吹3次，然后再用此法吹手背，温风吹手可以温运气血，调节内脏功能的平衡。对于劳累过度、精神紧张、记忆力下降，用温风刺激是理想的方法之一，对于手掌及手指麻木、冷痛均有疗效。见图6-6所示。

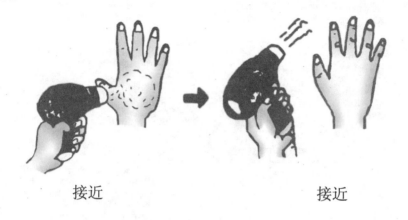

接近                                    接近

图6-6

## 7. 硬毛刷叩手

公务、外交人员和公司工作人员为了应酬往往有许多时候不得不去酒楼饭店，甚至喝下很多含酒精的饮品，有的第2天早上起床后仍然感到不适，即所谓宿醉。而酒精是要通过肝脏分解排泄的。长此下去对肝脏、胰脏的功能都有损害。所以饮酒要适量、尽量不要造成宿醉。

偶尔有宿醉发生，第二天早晨用一把硬质的粗毛刷或尼龙刷叩手，对减轻症状有很好的治疗作用，可以不用费力地刺激手上的肝脏、肾脏、肠胃等反射带，消除宿醉症状。

用一把发梳对手掌、手背进行力度适中的叩击，先在手掌部进行叩击20次，然后换成另一只手。手掌叩完后叩击手背，用力略轻些，同样叩20次，再换手。叩击手掌和手背能刺激到手掌和手背下的许多人体内脏反射区，同按摩的原理和效果是一样的，但却简便得多。见图6-7所示。

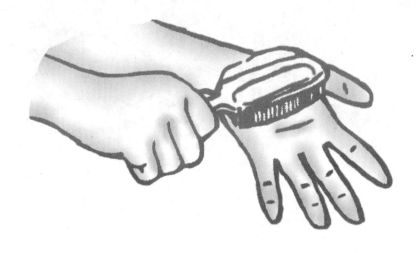

图6-7

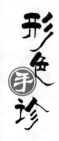

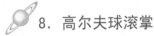 8. 高尔夫球滚掌

工作中，当发生不愉快的事情，情绪低落或者连续单调的工作导致心烦意乱时，在办公桌中取出高尔夫球在手掌中滚动按压，可以稳定情绪，提高工作效率，经常做这种掌上滚动，还可以有利于身体的保健。

将高尔夫球夹在双掌之间，双掌略微用力，使高尔夫球在双掌之间滚动，也可以停在于掌的某个部位，然后用力按压3秒钟之后再继续滚动或按压，旋转高尔夫球能刺激手掌上的各处反射区，对手消除疲劳，提高精力有很好的效果。见图6-8所示。

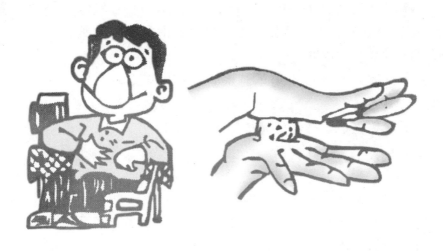

图6-8

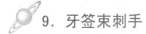

9. 牙签束刺手

　　手掌和手背上有很多穴位，刺激这些穴位可以疏通穴位所在的经络，防治身体相应部位的病变。适用于防治多种病症。

　　选10只牙签，用橡皮筋束在一起，用来刺激手背、手指和手掌，这是一种刺激穴位的按摩法，用来刺激整个手掌有很好的效果。牙签头尖细可刺激手上的血管，促进血液循环，还可以刺激各个脏器的反射区，是一种很实用的健身法。见图6-9所示。

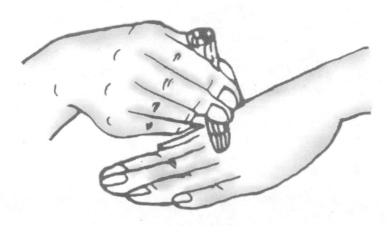

图6-9

刺激的方法是用牙签束按顺序按压手部，每次持续约3秒钟，然后再去刺其他地方，直到把手心、手背和手指全部刺激到。要注意刺激的程度，不可伤到皮肤。

如果身体某些部位不适或有疾病，则可重点刺激一下它在手上的反射区。

牙签刺激也是一种简单易行的手保健法。

10. 夹手指

夹手指，给手指一定力度的刺激，对于改变神经系统功能，提高大脑的活力很有效。

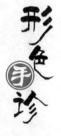

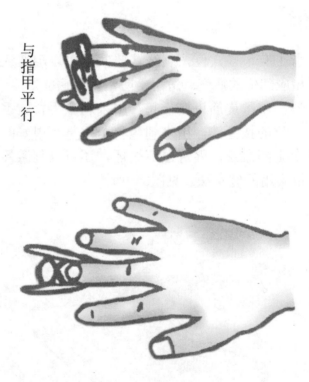

与指甲平行

与指甲垂直

图6-10

十个手指的指头上有一些穴位与五脏六腑相通，用晒衣夹或文具夹夹手指，可以刺激内脏、提高内脏的机能。衣夹的刺激作用较强，夹住手指就像进行穴位刺激一样。

衣夹夹手指的方法是用夹子夹住手指3秒钟，反复夹5～8次，交替夹上、松开，这样不但可刺激穴位，也可改变手指上的血液循环，调整内脏的功能。见图6-10所示。

当然也可以用夹子夹住全指，坚持10秒钟后，换夹其他的手指，要以手指所承受的压力不感觉到难以忍受为准，若夹子过紧，则应换成弹力略小的。反之夹子弹簧松弛，则要用新夹子。

如想要对手指的某一部位进行强刺激，只要夹的时间略长就可以了。

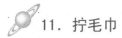

## 11．拧毛巾

拧毛巾也是通过对手臂和手掌反射区的刺激达到保健的目的，有心脑血管系统病症的人，经常做则有利于康复。

拧毛巾时，手指、手腕、肘、肩臂甚至是全身都在用力，而好在强度又不大，各部用力也不同，却又必须协调用力才能做到。

其实拧毛巾的力道和窍门关键在手指和手掌。无论是正手拧还是反手拧，十个子指和手掌都必须紧紧抓住毛巾，才能将湿毛巾上的水榨干。这就刺激了手指和手掌，达到了健身的目的。

拧毛巾也锻炼了手指的力度和灵活性，通过手对大脑进行了刺激。有利于活跃大脑的思维。

拧毛巾的要领是先正手方向拧，后反手方向拧，双手手指和手掌要用力，见图6-11所示。

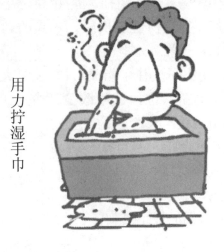

用力拧湿手巾

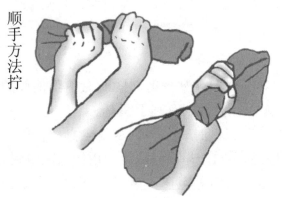

顺手方法拧

反手方法拧

图6-11

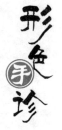

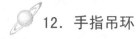

### 12. 手指吊环

　　手指上有肝经(无名指)、肾经(小指)、心脏(中指侧)反射区，还有许多穴位。手指吊环刺激相应穴区，提高脏腑功能，防治相应疾病。

　　手指吊环是一个因地制宜而设的功法。我们在乘车上下班或外出时，习惯用整个手掌抓住车厢内的吊环，以防汽车摇晃。实际上乘车这段时间也可以利用来健身。只不过是我们把抓吊环的一只手变成一个手指这样简单。

用一只手指(大拇指除外)勾住吊环，要用指根部抓住，然后用力地握5～10秒钟，然后用其他手指抓捏。

当然，在摇晃很厉害的汽车上，可用2个手指去抓握，以防止跌倒，可以这样反复进行。见图6-12所示。

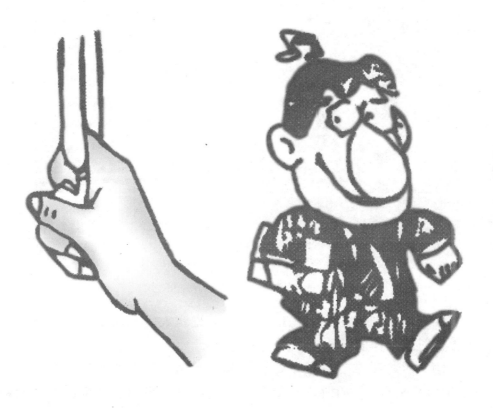

图6-12

抓握吊环，使所有的手指都受到强力的刺激，使手指与相关的内脏也受到了锻炼。所以您只要留心生活中的事情，健身就不难，乘车就当是在做健身，倒也蛮有趣的。

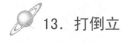 13. 打倒立

打倒立对治疗和改善脑缺血，预防下肢静脉曲张有很好的效果，长期站立工作的人和持续用脑，疲劳过度的人很适合做倒立。

下课后或工间，找一处靠墙的地方，打个倒立，立上3秒钟，头下脚上的，双手在地上支撑着。见图6-13所示。

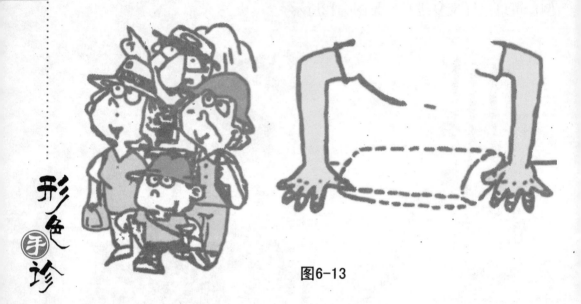

图6-13

倒立时，血液由于重力的作用迅速流向大脑和双手，一下就改变了上课时或工作时那昏昏欲睡的状态。

倒立时，手掌支撑整个体重，使手得到了有力的刺激，改善了手部的血液循环，使内脏功能得到了很大提高，也锻炼了手、臂、肘和手指的肌肉。

当然，并非人人都适合于打倒立，由于体质不同，有些人打不成倒立，有些人有脑部疾病也不适合打倒立。对于臂力不足，一次立不起来的人，在双臂间放个枕头，用头帮助承担一部分身体重量也可以。打倒立每天1～2次就够了。

### 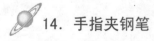 14. 手指夹钢笔

连续工作，工作效率减低；疲劳积累，胃肠功能变差，出现这种情况时，不妨暂停下工作，夹一下铅笔或钢笔，并坚持按习惯做下

去，这样可以改善胃肠功能、消除疲劳。

由于无名指和小指不经常活动，其灵活性也较差，手指夹钢笔可以增加无名指和小指的灵活性，也刺激了这两个手指，从而改善了相关的脏器功能。

手指夹钢笔做法是利用手指缝，即无名指和中指，无名指和小指，中指和食指，分别组合，把细钢笔夹在其间。用另一只手使夹笔的两指指尖靠拢，靠拢时两指会觉得胀痛。坚持夹笔，每日练习，使手指日日得到刺激，反复练习后就不觉得痛了。这种刺激的优点在于1次可以刺激两根手指。每次使指尖并拢3秒钟，一日做7～10次，也可以1次用3根指夹两支细钢笔，4根指头夹3支细钢笔。每次使多个手指受到刺激，其效果可成倍地增加。开始先夹细笔，习惯下再夹粗笔。见图6-14所示。

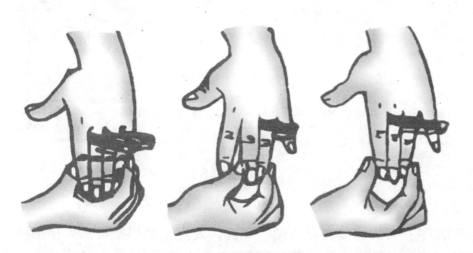

两根手指夹一支笔　　三根手指夹两支笔　　四根手指夹三支笔

图6-14

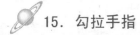 15. 勾拉手指

五指分别与人体内的不同内脏器官相连，而双手同一手指互相牵拉，使同一反射区的刺激就会增加一倍，可谓效果显著。在学习工作

之余，做一下这种手指运动，对提高内脏的机能很有好处。

轮流地把双手的各个相同手指相互勾住，稍用力并手指根部用力，勾拉3秒钟后松开，反复进行10次左右。这样可以使左右手的手指同时获得刺激，短期内可以增强内脏功能，行气活血。对于防治脏腑功能低下的病症，以及手指麻木、屈伸不利等症都有较好的效果，见图6-15所示。

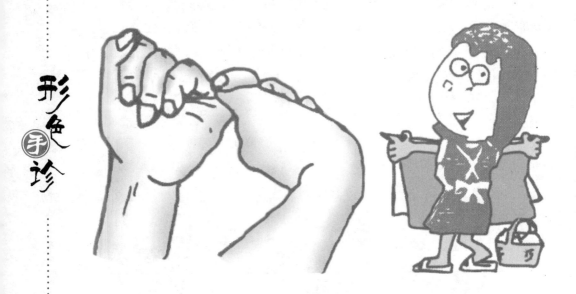

图6-15

双手互勾的力度自己也便于掌握，要点是要用指根部互相牵拉，而不是指头，这样才能刺激整个手指和其上的反射区、穴位。

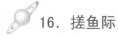 16. 搓鱼际

拇指根部的大鱼际与呼吸系统密切相关，可以防治感冒、鼻塞、气短、咽喉肿痛等病症。

用一只手使劲摩擦另一只手的大鱼际，两侧交替进行，搓3～5分钟，以局部发热为止，摩擦大鱼际会使手掌变暖，加快血液循

环，也增加了内脏血液循环速度，增强新陈代谢，行气运血。见图6-16所示。

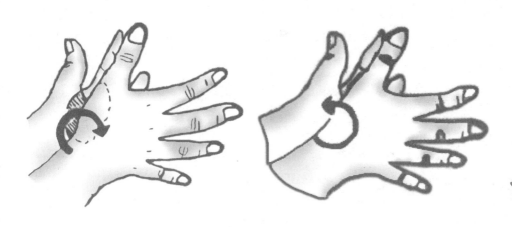

图6-16

有的小孩先天遗传身体素质不好，也有的因营养不良等因素身体虚弱，一遇到天气骤冷忽热，就易发感冒，中药西药吃了一大堆，体质还是不见有多大改善，不妨试试这个办法。每日搓大鱼际1～2分钟，对改善体质，改变易感冒、易疲劳很有效。同时也能减缓咽痛、打喷嚏、流清涕、咳嗽、头痛等感冒症状。

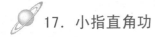 17. 小指直角功

小指直角功不但可增加肾脏机能，适合于中老年人的保健，对于身体虚弱或有夜尿症的孩子也有效。小孩由于心肾不交或肝肾不足等原因仅尿，有的上初中了还偶尔发生尿床的现象，这完全可以在课间或吃午餐时，用小指直角功来刺激一下，但不必时间太长，一般每次压3秒钟后，略微间隔一下，再压。用力也不可过大。只要坚持刺激就会有好转的。

另外，老年人排尿不畅也可刺激小指、它对泌尿生殖系统有保健作用。

其做法为利用桌子的边缘，把小指放在桌子上面，其他4指从桌子边缘垂下来，与小指构成90°的直角，把力量放在小指上，反复刺激10～15次，小指是肾经的所在，用力紧压小指可以调节心脏及泌尿生殖系统(包括子宫、睾丸、肾脏等脏器)的功能。对于防治心悸、心前区疼痛、月经不调、遗梢、阳痿、遗尿、尿频等症有明显的效果。见图6-17所示。

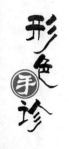

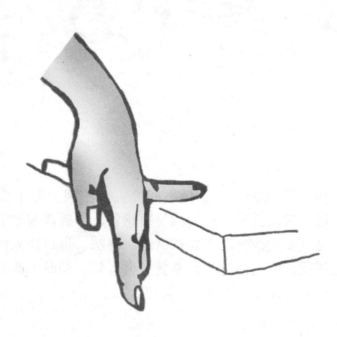

图6-17

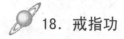 18. 戒指功

无名指上有内分泌的反射区，同血液循环也有关，刺激无名指可以调节激素分泌，促进血液循环，改善消化系统功能。研究表明，不断地对无名指进行按压，生殖系统功能也可得到强化，可以防治痛经、月经不调、阳痿、早泄等疾病。

将戒指戴在无名指或中指、食指上，先把戒指推上第2关节处，然后从旁边按压戒指，7～10次，每天早晚进行刺激。见图6-18所示。

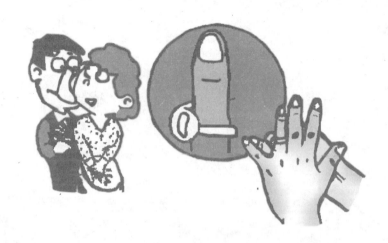

图6-18

用戒指按压手指上的内脏反射带，再绝妙也没有了，用戒指按压无名指，就可刺激生殖器官，提高其功能，治疗女性疾病，把戒指戴在中指上，又可以刺激中指上的穴位，比如中魁，用以防治胃痛、胃溃疡等。

 19. 手指头的游戏

对孩子进行综合的手指训练，更能开发孩子的智力。教育学家们认为：一个不会自己用小刀削铅笔的孩子，不会用筷子的东方小孩，不会系鞋带的小孩，不会用刀叉的西方小孩，他们一定不是非常聪明的。因为在大脑皮层中有支配手动作的神经系统，手的动作会刺激大脑皮层的发育和生长。脑科学发展到今天，这已被人们所理解了。

手指游戏主要是针对儿童的。家长让儿童掰手腕，顶手指、勾手和划拳(石头、剪子、布游戏)，用筷子吃饭，或用筷子夹黄豆见图6-19所示。

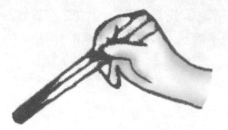

用筷子夹豆          猜拳

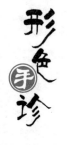

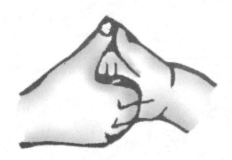          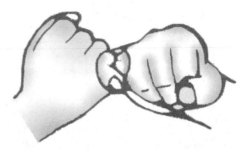

掰手指          拉勾

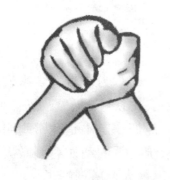

掰手腕

图6-19

这些游戏是培养聪明孩子的手段，游戏不仅能够锻炼儿童双手，促进儿童大脑的正常发育。而用对双手活动笨拙，大脑发育迟缓的儿童有较好的效果。

拣豆豆、夹豆豆是小孩3岁就开始的精细动作训练，它不光能锻炼小孩的动作，也促进小孩的智力发育。

那么就让孩子自身自在地做手指头的游戏，父母也可以帮点忙掰一下手腕，顶顶手指了。

 **20. 自我握手**

对手互握，会促进全部内脏器官的血液循环，对于性机能降低的人也有益处。

小鱼际主要与心脏、小肠等内脏相连，与生殖系统也有关，握手刺激小鱼际，长期施此法，也可以达到加强内脏活动功能的目的，使体质增强，提高人体的抗病能力。

自我握手，就是左右手的手掌靠拢在一起进行握手，右手拇指要用力抓住左手的小鱼际，左手的拇指也要用力抓住右手的小鱼际，紧握10秒钟后放开，再重复上述动作，共握5～8次。见图6-20所示。

自我握手的要领是要像与久违了的老朋友握手一样，用力握住小鱼际，如果自己每天坚持这种保健方法，体力和精力会得到很大提高。

日本前首相田中角荣精力充沛，无论是竞选总统时在民众中发表演讲，还是参加各种集会，都会精力充沛地同数百人握手，其表现可谓精力过盛。日本有医者认为他的精力正得益于他同别人握手，积极主动而又热情地用力与人握手一次，即是对手掌的一次刺激，不但给对方留下印象，也有利于自我的保健。

当然了，最简便有效的方法还是自我双手互握，用大拇指用力握住小鱼际。

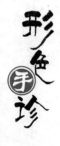

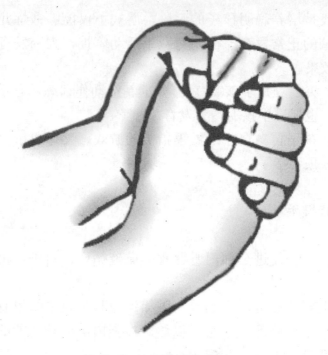

从前看双手掌的位置

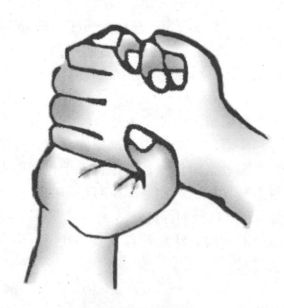

从后看双手掌的位置

图6-20

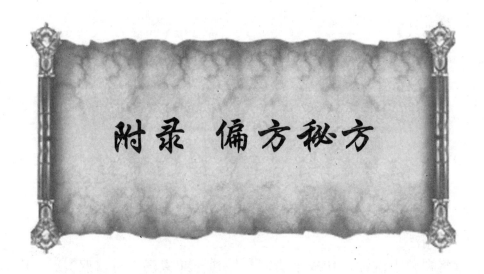

附录 偏方秘方

## ★大蒜生姜治感冒

【配方】

大蒜、生姜各适量。

【用法】

泡热开水或拌面吃。

【功效】

解表散寒。适用于风寒感冒初起，无汗出。

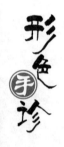

## ★白萝卜、橄榄治流感

【配方】

橄榄5枚，白萝卜200克。

【用法】

将白萝卜洗净，切成小块，与橄榄一起煮汤。每日服3次，用量不限。

【功效】

清热解毒。治流行性感冒、白喉等。

## ★绿豆、麻黄治流感

【配方】

绿豆30克，麻黄9克。

【用法】

将绿豆与麻黄，用水淘洗一下，放入锅内加水烧开，撇去浮沫，改用小火煮至豆花开，饮汁。

【功效】

治流感。

## ★核桃、葱白、生姜茶叶治感冒

【配方】

核桃仁25克，葱白25克，生姜25克，茶叶15克。

【用法】

将核桃仁、葱白、生姜一起捣烂，与茶叶一同放入沙锅中，加水一碗半煎煮。去渣一次喝下，盖被发汗，注意避风。

【功效】

解表散寒，发汗退热。治感冒发热，头痛无汗。

## ★萝卜、甘蔗治发热咽痛

【配方】

甘蔗500克，萝卜500克，金银花10克，竹叶5克，白糖适量。

【用法】

萝卜与甘蔗切块放入沙锅内加水，放金银花、竹叶一起煎，服用时加白糖。可当茶饮，每日服数次。

【功效】

消积化热，润燥止痛。治感冒，症见发热、咽喉疼痛及鼻干等。

## ★生姜、红糖治风寒感冒

【配方】

生姜3片，红糖15克。

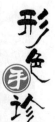

【用法】

先将生姜洗净切成丝，放在瓷杯内，以沸水冲泡，盖上盖温浸数分钟。再调入红糖，趁热顿饮，服用后盖被发汗。

【功效】

驱寒发汗，治风寒感冒。

## ★西瓜蕃汁治夏季感冒

【配方】

西瓜、番茄各适量。

【用法】

西瓜取瓤，去子，用纱布挤出汁液。番茄先用沸水烫烫，剥去皮，也用纱布挤出汁液。二汁混合，代茶饮用。

【功效】

清热解毒，祛暑化湿。治夏季感冒，症状发热、口渴、烦躁、小便赤热、食欲不佳、消化不良等。

# ★米醋预防流感

【配方】

米醋不拘量。

【用法】

米醋加水适量，文火慢熬，在室内烧熏约1小时。

【功效】

消毒杀菌。有预防流行性感冒、脑膜炎之功效。

# ★糯米、葱白、生姜食醋治风寒感冒

【配方】

糯米100克，葱白、生姜各20克，食醋30毫升。

【用法】

先将糯米煮成粥，再把葱白、生姜捣烂放入粥内，待沸后煮5分钟。然后倒入醋，立即起锅。趁热服下，上床盖被以助药力。15分钟后便觉胃中热气升腾，遍体微热而出小汗。每日早、晚各1次，连服4次即愈。

【功效】

发表解毒，祛风散寒。治外感初起周身疼痛，恶寒怕冷无汗，脉紧，其效甚佳。

【注意事项】

风热感冒不宜服用。

## ★人参、苏叶、木香等治病毒性感冒

【配方】

人参、苏叶、葛根、前胡、半夏、茯苓各22克，陈皮、甘草、桔梗、枳壳、木香各15克，生姜3片，大枣1枚。

【用法】

每日服1剂，水煎服。

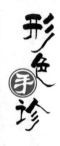

【功效】

祛痰止咳，益气解毒。

## ★紫苏叶、豆豉、葱白等治风寒感冒

【配方】

紫苏叶、豆豉、生姜各10克，葱白5枚。

【用法】

每日1剂，煎2遍，每日分3次服。服后多饮热开水。如无汗者，争取出汗为佳。

头痛肢酸较重者加白芷10克；鼻塞嚏多较甚者加辛夷10克，麻黄6克。咳嗽加杏仁10克，桔梗10克。

【功效】

主治风寒感冒，恶寒发热、头痛、鼻塞、嚏多、流清涕，肢酸无汗，咳嗽痰白等。

【注意事项】

风热外感忌用。

## ★板蓝根、银花等治风热感冒

【配方】

板蓝根、银花、连翘各30克，荆芥10克（后下）。

【用法】

煎成50%浓液，每服30～60毫升，1日3次，儿童酌减。服药后多饮水。

【功效】

咳嗽加生甘草、桔梗、杏仁各10克，咽喉肿痛加锦灯笼、山豆根各10克。

【注意事项】

受凉引起的外感患者忌用。

## ★霜桑叶治感冒

【配方】

霜桑叶500克。

【用法】

桑叶洗净，切碎，加水煮，蒸馏，收集饱和芳香水。每日2次，每服30毫升。

【功效】

祛风清热，治风热感冒。

## ★藿香、防风、杏仁寒除湿

【配方】
藿香9克，防风9克，杏仁6克。

【用法】
用水煎2沸，分2～4次服用。

【功效】
宣肺解表，散寒除湿。适用于外感风寒挟湿。

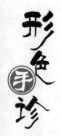

## ★半边莲治感冒

【配方】
半边莲3克。

【用法】
将半边莲晒干研成细末，用温开水调服。

【功效】
治流感。

## ★薄荷叶、干苏叶清热解表

【配方】
薄荷叶6克，干苏叶5克。

【用法】

先用清水将药洗净，再用温开水浸泡当茶喝。每日服3～4次，每剂可沏2～3次，连服3～5日。

【功效】

清热解表，疏风祛湿。适用于感冒初起或身热无汗者。

## ★芝麻、冰糖治夜咳

【配方】

生芝麻15克，冰糖10克。

【用法】

芝麻与冰糖一起放入碗中，用开水冲饮。

【功效】

润肺，生津。治夜嗽不止、咳嗽无痰。

## ★百合、枇杷等治咳嗽

【配方】

百合、枇杷、鲜藕各30克。

【用法】

取鲜良者百合、枇杷去核，鲜藕洗净，切成片一起煮汁，调入适量白糖，若冰糖更好，代茶频频饮。

掌中热者腑中热，掌中寒者腑中寒

【功效】

治燥热伤肺所致的咳嗽。


## ★川贝、杏仁乳治咳嗽

【配方】

川贝3克，苦杏仁9克，梨汁1小杯，糖适量。

【用法】

苦杏仁用水泡软后捣碎，加水200毫升，煎汤去渣，加入川贝、梨汁、糖，研成杏仁乳。每日服2次，每次15毫升。

【功效】

治咳嗽、慢性咳痰。


## ★芫荽、饴糖大米治咳嗽

【配方】

芫荽（香菜）30克，饴糖30克，大米100克。

【用法】

将大米洗净，加水煮汤。取大米汤3汤匙与芫荽、饴糖搅拌后蒸10分钟。趁热1次服，注意避风寒。

【功效】

发汗透表。治伤风感冒引起的咳嗽。

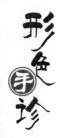

## ★蜜枣、山药治肺虚久咳

【配方】

蜜枣10个，山药1 000克，白糖350克，板油丁100克，桂花汁、湿淀粉、熟猪油少许。

【用法】

方一：山药洗净，放入锅内，加清水淹没山药为度，用旺火煮，待山药较烂时捞起，去皮，用刀剖成6厘米长、3厘米宽的长方形，拍扁。蜜枣一剖两半去核待用。方二：半大汤碗内涂抹上熟猪油，碗底摆上蜜枣再摆上一层山药，夹一层糖、板油丁，逐层放至碗口，撒上糖，扣上盖盘，上笼蒸1小时左右，然后取下，翻身入盘。方三：炒锅上火，将汤汁滤入盘内，放清水100克，白糖150克和少许桂花汁烧沸，用水、淀粉勾芡，起锅浇在山药上即成。

【功效】

补肾润肺。治肺虚久咳、脾虚腹泻、神疲体倦、四肢无力，久食补肾强身。

## ★川贝母蜜糖治咳嗽

【配方】

川贝母6～12克（如用浙贝母，则用3～6克），蜜糖15～30克。

【用法】

将川贝母打碎，与蜜糖共置炖盅内，隔水炖，1次服完。

【功效】

治肺燥咳嗽。

## ★橘皮、粳米治咳嗽

**【配方】**

橘皮15～20克（鲜者30克），粳米50～100克。

**【用法】**

先把橘皮煎取药汁，去渣，然后加入粳米煮粥，或将橘皮晒干，研为细末，每次用3～5克调入已煮沸的稀粥中，再共煮为粥。

**【功效】**

顺气、化痰，治痰湿犯肺之咳嗽。

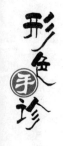

## ★芥菜、鲜姜治咳嗽

**【配方】**

鲜姜10克，鲜芥菜80克，盐少许。

**【用法】**

将芥菜洗净后切成小导，生姜切成片，加清水4碗煎至2碗，用食盐调味。每日分2次服，连用3日见效。

**【功效】**

宣肺止咳，疏风散寒。治风寒咳嗽，伴头痛、鼻塞、四肢酸痛等。

## ★燕窝、西洋参治咳嗽

**【配方】**

燕窝5克，西洋参5克。

【用法】

先将燕窝用清水浸透，摘去羽毛杂物，洗净，晾去水汽，与西洋参一起放入炖盅内，加入八成满的开水，盖盖，隔水炖3小时以上。饮用。

【功效】

养阴润燥，降火益气。用治肺胃阴虚所致的干咳、咳血、潮热、盗汗等，对心血管病咳喘患者更宜。

## ★淡竹叶、鸭舌草解毒退热

【配方】

淡竹叶30克，鸭舌草60克。

【用法】

将鸭舌草、淡竹叶共煎2次，每次用水500毫升，煎半小时，两次混合，取汁当茶饮。

【功效】

清热解毒。适用于流感，高热烦渴或原因不明的高热。

## ★大青叶、金银花治发热

【配方】

大青叶10克，金银花15克，蜂蜜50克。

【用法】

将大青叶和金银花水煎3～5分钟后去渣，在汤液中加入蜂蜜搅匀饮用。热重不退者1日可服3～4剂。

【功效】
疏散风热。用于外感风热，发热较重者。

## ★菊花、白菜根清暑退热

【配方】
菊花15克，大白菜根3～5个，白糖适量。

【用法】先将大白菜根洗净、切片，与菊花共同水煎，加白糖趁热饮服，盖被发汗。

【功效】
清暑退热。适用于夏季暑湿发热。

## ★鸭跖草、威灵仙治外感性高热

【配方】
鸭跖草30克，马鞭草、威灵仙各20克，青蒿10克，柴胡12克。

【用法】
用水煎服。

【功效】
治外感性高热。

## ★熟地、白茯苓治阳虚发热

【配方】
熟地8克，淮山药、白茯苓各30克，鸡骨架、猪肘各500克，制附

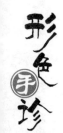

片、肉桂各15克，雪豆200克，葱结30克，生姜块25克，胡椒粉1克，花椒18粒，味精1克，精盐12克。

【用法】

将猪肘去尽残毛，放火上烧焦肉皮，放淘米水中浸泡约30分钟，用刀刮洗成黄色，雪豆洗净发胀，鸡骨架洗净砍成数块；姜、葱洗净，再将锅置旺火上，加清水，入鸡骨、雪豆、附片、猪肘烧沸后，捞去血泡，加姜、葱、花椒、粉糟汁，改用中火煮约60分钟，再放小火上，加熟地、淮山药、白茯苓、胡椒、精盐缓缓煨炖至猪肘烂熟，汁浓，拣去鸡骨架、姜、葱花椒，再加味精调味即成。

【功效】

温阳引火归源，治阳虚发热。

## ★霜桑叶、牡丹皮治长期低热

【配方】

霜桑叶10克，地骨皮10克，牡丹皮12克，柴胡14克。

【用法】

加水后用文火煎煮，分次饮服。

【功效】

治长期低热。

## ★枸杞根、何首乌治发热

【配方】

枸杞根30克，胡黄连10克，何首乌20克。

【用法】

用水煎服。

【功效】

治外感性感染高热。

## ★大山丹干根治高热

【配方】

大山丹干根15克。

【用法】

水煎服，频饮。

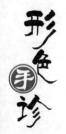

【功效】

祛风寒。治感冒高热不退。

## ★薄荷、浮萍治流感发热

【配方】

薄荷9克，芦根30克，浮萍9克，白菜根1个。

【用法】

水煎分次服用。

【功效】

主治流感发热。

## ★绿豆、绿茶治体内积热

【配方】

绿豆50克，绿茶5克，冰糖15克。

【用法】

绿豆洗净，捣碎，放入沙锅加水3碗煮至1碗半，再加入茶叶煮5分钟，加入冰糖拌化，待温分2次服食。每日1次，连服3日。

【功效】

清热祛火，治春季体内积热。

## ★雪花梨、鲜藕等治发热

【配方】

雪花梨1个，鲜藕1节，甘蔗1段，荸荠15个，水萝卜1个。

【用法】

把甘蔗、荸荠、萝卜均去皮，连同雪花梨、鲜藕分别切碎，捣汁后混合，冷饮。

【功效】

清泻内火，治里热症。

## ★荆芥、苏叶治风寒发热

【配方】

荆芥、苏叶、生姜各10克，茶叶6克，红糖30克。

**【用法】**

将荆芥、苏叶、生姜切成粗末，与茶叶一起放入瓷缸内，用开水冲泡，盖严，将红糖放入另盅或碗内；用开水浸泡的药液，趁热倒入，与红糖拌和，置大火上煮沸，即可趁热服下。服后盖被而卧，待微汗出，即可退热，剩下的药液煮热当茶饮。

**【功效】**

发汗解表，散寒退热，适用于风寒所致的发热。

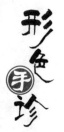

## ★白菜根、菊花治发热

**【配方】**

大白菜根3个，菊花15克，白糖适量。

**【用法】**

将白菜根洗净切片，与菊花共煎汤。加白糖趁热服，盖被发汗，每天1剂，连服3～4天。

**【功效】**

清暑退热，治暑湿伤表之发热。

## ★蜂蜜、青叶、金银花风热

**【配方】**

金银花15克，大青叶10克，蜂蜜50克。

**【用法】**

将金银花、大青叶放入锅内，加水煮沸，3分钟后将药液澄出，放入蜂蜜，搅拌和匀，即可饮用。发热重，服1剂不退者，1日内可连续服3剂。

【功效】
疏散风热，治外感风热发热重者。

## ★粳米、枣仁治阴虚发热

【配方】
生地黄汁约80毫升（或用干地黄60克），粳米100克，枣仁10克，生姜20片。

【用法】
将地黄洗净后切段，每次搅取其汁50毫升，用粳米加水煮粥，煮沸后加入生地黄汁、枣仁和生姜，煮成稀粥食用。

【功效】
滋阴清热，治阴虚发热。

## ★枸橼、粳米、冰糖理气清热

【配方】
枸橼15克，粳米50克，冰糖少许。

【用法】
将枸橼洗净，煎水，去渣，取汁约500毫升，以枸橼煎汁煮粳米，待粥熟时，加入冰糖，搅匀即成。每日早晚空腹服食，5～7日为1个疗程。

【功效】
理气解郁清热，适用于气郁之发热。

掌中热者腑中热，掌中寒者腑中寒

## ★猪板油、麦芽糖治哮喘

【配方】
猪板油、麦芽糖、蜂蜜各120克。

【用法】
将上述三味药共熬成膏，每日服数次，每次一汤匙，口中含化，数日后喘即止。常服，病可除根。忌食生冷及辛辣刺激性食物。

【功效】
润肺平喘。用治咳嗽痰喘。

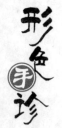

## ★银杏、猪油利水定喘

【配方】
银杏200克，鸭1只（约1 000克），猪油500克，胡椒面、料酒、鸡油、清汤、姜、葱、盐、味精、花椒各适量。

【用法】
方一：将银杏去壳，放入锅内，用沸水煮熟，捞出去皮膜，切去两头，去心。再用开水掸去苦水，在猪油锅内炸一下，捞出待用。
方二：将鸭洗净，剁去头和爪。用盐、胡椒面、料酒将鸭身内外涂匀后，放入盆内，加入生姜、葱、花椒，上蒸笼蒸约1小时取出。拣去生姜、葱、花椒，用刀从鸭背脊处切开，去净全身骨头，铺在碗内，齐碗口修圆，修下的鸭肉切成银杏大小的丁，与银杏称均，放在鸭脯上，将原汁倒入。加汤上笼蒸30分钟，至鸭肉已烂熟，即翻入盘中。
方三：锅内掺清汤，加余下的料酒、食盐、味精、胡椒面，淀粉少许勾芡，放猪油少许，将白汁蘸于鸭上即成。

【功效】

滋阴养胃，利水消肿，定喘止咳。用治骨蒸劳热、水肿、哮喘、痰嗽等。

## ★麝香、紫皮蒜治哮喘

【配方】

麝香1～1.5克，紫皮蒜10～15头（所用头数随患者年龄及蒜头大小而定）。

【用法】

麝香研成细末。蒜去皮捣为烂泥，农历五月初五（即端午节）中午近12时，患者俯卧，用肥皂水、盐水清洁局部皮肤。中午12时整，将麝香末均匀撒在第7颈椎棘突到第12胸椎棘突的区域内，继续蒜泥复于麝香上，60～70分钟后将麝香及蒜泥取下，清洗局部，以清毒硼酸软膏涂上，再敷一塑料薄膜，并以胶布固定。大部分患者做1次哮喘即减轻，有的不再发作。为巩固疗效，可连续贴治3年。

【功效】

补益散结，止咳平喘。治陈久性哮喘。

## ★南瓜、鲜姜麦芽治哮喘

【配方】

南瓜5个，鲜姜汁60克，麦芽1 500克。

【用法】

将南瓜去子，切块，入锅内加水煮极烂为粥，用纱布绞取汁，再将汁煮剩一半，放入姜汁、麦芽，以文火熬成膏。每晚服150克，严重患者早、晚服用。

**【功效】**
平喘。用于多年哮喘，入冬哮喘加重者。


### ★海藻、北沙参等治支气管哮喘

**【配方】**
海藻、昆布、蛤粉各150克，北沙参、百合、生地、玄参、茯苓、黄芩、钩藤、紫河车各90克，党参、黄芪、枇杷叶、半夏、陈皮、百部、杏仁、桔梗、菱皮、马兜铃各60克，旋覆花、麻黄各45克，栝楼仁450克，白果100粒，小青蛙（干品）300克。

**【用法】**
炼蜜为丸，每日服用2次。

**【功效】**
平喘止咳。


### ★白茅根、桑白皮治哮喘

**【配方】**
白茅根、桑白皮各1握。

**【用法】**
饭后用水煎服。

**【功效】**
治支气管哮喘。

## ★仙人掌、蜂蜜治支气管哮喘

【配方】
仙人掌（去皮针）30克，蜂蜜适量。

【用法】
熬服。每日1剂，消喘为止。

【功效】
治支气管哮喘，此方还可抑制肿瘤。

## ★白果、白糖治哮喘

【配方】
水发白果150克，白糖100克，淀粉25克，清水250克，碱适量。

【用法】
将白果去壳，放入锅内加水和少许碱烧开，用炊帚刷去皮，捏去白果心，装入碗内，加清水，上笼蒸熟；将锅内加清水，放入白果、白糖，置火上烧开，撇去浮沫，勾上芡，倒入盘内即成。

【功效】
定痰喘，止带浊。治气虚哮喘、痰嗽等。

## ★紫菀、金银花治哮喘

【配方】
紫菀、金银花、桔梗、连翘、鱼腥草各20克，浙贝母、前胡、杏仁、半夏各10克。

【用法】

水煎服。

【功效】

治感冒所致的哮喘。

## ★人参核桃仁治气喘

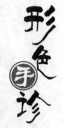

【配方】

人参、核桃仁各6克。

【用法】

水煎服，每日2～3次。

【功效】

补肾温肺。治肺肾功能不足而致气喘、久嗽等。

## ★苏子、白芥子治痰平喘

【配方】

苏子10克，白芥子5克，炒莱菔子10克，半夏5克，茯苓10克，陈皮20克，甘草15克。

【用法】

水煎服。

【功效】

燥湿化痰，降逆平喘。

## ★人参、黄芪治哮喘

【配方】

人参10克，黄芪5克，五味子、桑白皮各15克，熟地12克，紫菀20克，甘草10克。

【用法】

水煎服。

【功效】

补肺、定喘、降气。

## ★佛耳草、旋覆花治哮喘

【配方】

佛耳草、碧桃干、老鹳草各15克，旋覆花、全栝楼、姜半夏、防风各10克，五味子6克。

【用法】

水煎服，每日1剂。

【功效】

咳嗽痰多，气逆喘促（支气管哮喘）。

## ★熟地、山药补肾平喘

【配方】

熟地15克，山药20克，山萸肉10克，肉桂5克，附子10克，胡桃肉

15克，补骨脂20克，蛤蚧15克，人参15克，五味子、甘草各12克。

**【用法】**
水煎服。

**【功效】**
补肾纳气，平喘滋肾。

## ★斑鸠石、海金沙治哮喘

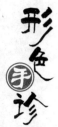

**【配方】**
圆叶鼠李根皮（冻绿刺根皮）240克，斑鸠石、海金沙各60克，鸡蛋9枚。

**【用法】**
用前三味药与鸡蛋加水适量，文火共煮，蛋熟即可。分3个早晨食完，每次服药汁1小杯。

**【功效】**
下气、祛痰、平喘、补虚，主治哮喘。

## ★胡桃肉、补骨脂治哮喘

**【配方】**
胡桃肉600克，补骨脂300克，蜜适量。

**【用法】**
将胡桃肉捣烂，补骨脂酒蒸，研末，蜜调如饴。

【功效】

补肾固精、温肺定喘，适用于阳气衰绝、虚寒喘嗽。

## ★生藕汁、白萝卜汁治肺结核

【配方】

生藕汁、大梨汁、白萝卜汁、鲜姜汁、蜂蜜、香油、飞箩面各120克，川贝18克。

【用法】

将川贝研细末，与各药共置瓷盆内，以竹箸搅匀，再置大瓷碗或沙锅内，笼中蒸熟，为丸如红枣大。每服3丸，每日3次夜3次，不可间断，小儿减半。

【功效】

散瘀止血，养阴清热、化痰润肺。主治肺劳之喘咳、吐痰吐血等。

【注意事项】

服药后如厌食油味、恶心者，急食咸物可止。忌食葱、蒜。

## ★银耳、鸡蛋治肺结核

【配方】

银耳5克，冰糖60克，鸡蛋1个，猪油适量。

【用法】

将银耳放入盆内，加入温水适量，浸泡约30分钟，待其发透后，摘去蒂头，择净杂质，用手将银耳分成片状，然后倒入洁净的铝锅内，加水适量，置武火上烧沸后，移文火上继续煎熬2～3小时，待银耳熟烂为止。将冰糖置另一锅中，加适量水，放文火上溶化成汁，用纱布过滤；将鸡蛋打破取蛋清，兑入清水少许，搅匀后，倒入锅中搅拌，待烧沸后，捞去浮沫，将糖汁倾入银耳锅内，起锅时，加少许猪油即成。每日酌量食用。

【功效】

滋阴润肺，止血杀虫。治肺结核。

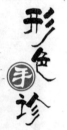

## ★紫皮大蒜治肺结核

【配方】

紫皮大蒜2头或3头。

【用法】

将蒜去皮，捣烂。置瓶中插两管接入鼻内，呼气用口，吸气用鼻。每日2次，每次30～60分钟，连用3个月。

【功效】

止咳祛痰，宣窍通闭。

## ★猪肺加贝母治肺结核

【配方】

猪肺（或牛、羊肺）1具，贝母15克，白糖60克。

【用法】

将动物肺洗净，剖开一小口，纳入贝母及白糖，上笼蒸熟。切碎服食，每日2次。吃完可再继续蒸食。

【功效】

清热、润肺。有促使肺结核病变吸收钙化的作用。

## ★羊腿肉、白萝卜治肺结核

【配方】

羊腿肉1 000克，白萝卜60克，生姜3片，干橘皮2只，植物油、细盐、黄酒适量。

【用法】

先将羊肉洗净，切片，放油锅内爆炒5分钟，入生姜片、黄酒，加冷水半碗，烧沸10分钟，与萝卜、橘皮一同倒入在沙锅内，加冷水浸没，煮开。加黄酒1匙，细盐适量，改小火慢煨至羊肉、萝卜酥烂，佐餐食。

【功效】

补脾益肺，治肺脾气虚所致肺结核。

## ★羊苦胆治肺结核

【配方】

羊苦胆1枚。

【用法】

洗净后蒸食之。每日1枚，3个月为1疗程。

【功效】

清热解毒，有抑制结核菌作用。

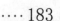

为了便于保存和食用，把羊胆焙干，研细，过筛，成为粉末，每日服1克，亦有同等功效。

## ★干淮山药治肺结核

【配方】

干淮山药粉100～150克，白面粉100克，天门冬10克，百合15克，白人参10克，大枣5枚。

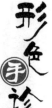

【用法】

先将天门冬、百合、白参、红枣入瓦罐共煎，去渣取汁，调淮山药白面粉中，煮成粥糊。将熟时可加少量红糖，稍煮一二沸即成。温热服食，每日1～2次。

【功效】

滋阴、润肺，健脾，用治阴虚脾弱所致的肺结核。

## ★壁虎、鸡蛋治肺结核

【配方】

壁虎1只（以活的为好），鸡蛋1只。

【用法】

将壁虎用清水洗净后放入鸡蛋内（鸡蛋一头打破成洞，再用半截蛋壳封头）。置于瓦片上用文火烤干碾成粉末，而后用白酒将其制成药丸。以白酒送服。服天服1只壁虎的剂量。

【功效】

用治肺结核，尤其是空洞性肺结核，对封洞有特效，一般7日内效，连服1个月为佳。

## ★鳖甲、天冬治肺结核

【配方】
鳖甲75克，天冬50克，秦艽、地骨皮、柴胡各35克，桑皮、半夏、知母、紫菀、黄芪、赤芍、甘草各30克，生地、党参各50克，茯苓、桔梗各20克。

【用法】
共研为细末，每次服2克，每日2次，温开水送下。

【功效】
治肺痨病，对肺结核的恢复有效。

## ★羊腿肉、干橘皮治肺结核

【配方】
羊腿肉1 000克，白萝卜60克，干橘皮2只，生姜3片，植物抽、细盐、黄酒适量。

【用法】
先将羊肉洗净，切片，放油锅内爆炒5分钟，入生姜片、黄酒，加冷水半碗，烧沸10分钟，与萝卜、橘皮一同倒入沙锅内，加冷水浸没，煮开。加黄酒1匙，细盐适量，改小火慢煨至羊肉、萝卜酥烂，佐餐食。

【功效】
补脾益肺，适用于肺脾气虚所致肺结核。

## ★白及治肺空洞

【配方】

白及250克。

【用法】

研为细末。每次服6克，每日服3次，须连续服用。

【功效】

用治空洞型肺结核。

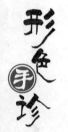

## ★蜈蚣治各种结核

【配方】

蜈蚣(去头足)适量。

【用法】

焙干研末。内服，每日2～3条。

【功效】

用治不同类型的结核：如结核性胸膜炎、结核性肋膜炎、散性结核、骨结核、乳腺结核、颈淋巴结核。

## ★猕猴桃治肺气肿

【配方】

鲜猕猴桃全果。

【用法】

水煎制成浸膏片，每次4片，每片0.3克，每日2～3次。

【功效】

理气通络，利水消肿。适用于阻塞性肺气肿。

## ★莱菔子、粳米治肺气肿

【配方】

莱菔子适量，粳米100克。

【用法】

将莱菔子炒熟后研末，每次取10～15克，同粳米煮粥。

【功效】

此方化痰平喘，行气消食。适用于咳嗽多痰，胸闷气喘，不思饮食，嗳气腹胀之肺气肿。

## ★黄芩、半夏治肺气肿

【配方】

黄芩、栝楼仁、胆星、半夏、橘皮、枳实、杏仁泥、姜竹茹各9克。

【用法】

水煎服，每日1剂，分早晚服。

【功效】

清肺化痰，适用于痰热所致的肺气肿。

## ★花生壳、大茴香治肺气肿

【配方】
花生壳、青蒿各30克，大茴香3克。

【用法】
水煎服。

【功效】
温中燥湿。治肺气肿。

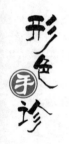

## ★鲜百合治肺气肿

【配方】
鲜百合3个。

【用法】
捣汁。用温开水和服。每日2次。

【功效】
润肺止咳。适用于肺气肿患者。

## ★南瓜治肺气肿

【配方】
南瓜3个，麦芽1 000克，鲜姜汁50克。

【用法】

南瓜去籽，切块，加水煮烂取汁，添入麦芽及生姜汁，文火熬成膏，日服70克，分早晚服。

【功效】

治肺气肿。

## ★鲜荷叶、五味子治肺气肿

【配方】

鲜荷叶1片，五味子6克。

【用法】

水煎服。

【功效】

敛肺平喘。治肺气肿。

## ★桑白皮、杏仁治肺气肿

【配方】

桑白皮6克，麻黄、桂枝各4.5克，杏仁14粒（去皮），细辛、干姜各4.5克。

【用法】

以上几味药加水煎服。

【功效】

用治水饮停肺，胀满喘急。

## ★党参、川桔梗治肺气肿

【配方】

党参（或南北沙参）10～15克，五味子5克，川桔梗5～10克，紫丹参15～30克，杏仁、款冬花、紫菀各10克，紫苏子15克，紫沉香3克，紫石英30克。

【用法】

水煎服。

【功效】

益气降气，敛肺润肺，理气化痰。治肺气肿。

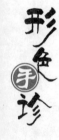

## ★补骨脂治肺气肿

【配方】

补骨脂、莱菔子各16克，山药炒18克，熟地24克，山萸肉、茯苓、枸杞、党参白术炒，陈皮、制冬花、制紫菀各12克，冬虫夏草6克。

【用法】

水煎服。

【功效】

肺气肿晚期，痰多，咳嗽气短，呼吸困难，不能饮食等。

# ★沙参治肺气肿

## 【配方】
沙参12克，杏仁、麦冬、五味子、玉竹、贝母各9克。

## 【用法】
水煎服，每日1剂，分2次服。

## 【功效】
补气生津，适用于气津两伤所致的肺气肿。

# ★鲜芦根、鱼腥草治肺脓肿

## 【配方】
鲜芦根75克，连翘、蒲公英各18克，败酱草15克，鱼腥草、薏苡仁、冬瓜仁各50克，桔梗9克。

## 【用法】
水煎服，每日1剂，分2次服。

## 【功效】
清热解毒、祛痰排脓，治肺脓肿之成脓期。

# ★薄荷、杏仁、鱼腥草治肺脓肿

## 【配方】
薄荷9克，鲜芦根75克，连翘15克，鱼腥草50克，忍冬花50克，杏仁12克。

【用法】

水煎服，每日1剂，分2次服。

【功效】

祛外邪、清郁热，治肺脓肿之早期。

## ★合欢皮、鱼腥草治肺脓肿

【配方】

鱼腥草、薏苡仁各50克，连翘18克，远志6克，桔梗15克，合欢皮12克，白菜根24克，南沙参9克，天花粉15克。

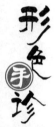

【用法】

水煎服，分2次服，每日服1剂。

【功效】

解毒排脓，治肺脓肿之溃脓期。

## ★桔梗、黄连治肺脓肿

【配方】

鱼腥草30克，桔梗15克，金银花30克，黄连、甘草各5克，浙贝母、黄芩各10克，冬瓜仁30克，桃仁10克。

【用法】

水煎服，每日1剂。邪盛而壮热不退者，另用黄连6克研末装胶囊分4次吞服。病在发展阶段，每日服药2剂，每隔3小时1次；咳血者加白及10克、黛蛤散30克；气急痰塞者加桑白皮15克；胸痛甚者加广郁金、丝瓜络各10克；大便秘结者加生大黄10克；病久或年老患者，正气虚弱，加生黄芪30克，北沙参、党参各15克。

【功效】

清热解毒，祛痰排脓，治肺脓肿之咳嗽、胸痛、咯脓痰、发热不退。

## ★猪胰、薏苡仁治肺脓肿

【配方】
猪胰1具，薏苡仁12克。

【用法】
将猪胰切片、煮熟，薏苡仁研末，将猪胰片蘸苡仁末食，每日服2次。

【功效】
清肺止咳，祛痰排脓，治肺脓肿。

## ★霜打茄秧治慢性气管炎

【配方】
秋后经霜打过的茄秧，在地里干枯后，茎叶呈棕色的采取500克。

【用法】
放入锅中，加水至将药浸过为度。煮沸1小时，收取煎液，反复煎煮3次，收取3次煎液，再熬，浓缩为500毫升。每日100～150毫升，饭后分2次服用。

【功效】
消炎止咳，治慢性气管炎。

## ★人参、白术治慢性支气管炎

【配方】
人参6克，制甘草9克，白术10克，茯苓12克，半夏、陈皮各9克。

【用法】
水煎服，每日1剂，分2次服完。

【功效】
健脾益气，治脾肺气虚所致的慢性支气管炎。

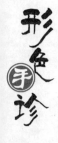

## ★冬瓜仁、粳米治慢性支气管炎

【配方】
冬瓜仁20～30克，薏苡仁15～20克，粳米100克。

【用法】
先将冬瓜仁用清水汤洗净，煎取汁，去渣，再与粳米，苡仁（淘洗净）同煮为稀粥，每日服2～3次。

【功效】
健脾、利湿、化痰，治慢性支气管炎，属痰湿阻肺证。

## ★板蓝根、橘红治慢性支气管炎

【配方】
板蓝根20克，浙贝、黄芩、橘红各10克，天竺黄15克，炒杏仁10克，元参12克，白前10克，鱼腥草15克，茅根20克。制紫菀12克，甘草10克。

【用法】

水煎服，轻者，每日1剂，分2次服；重者，每日2剂，每日服4～6次。

【功效】

治慢性支气管炎。

## ★麻黄、白芍治慢性支气管炎

【配方】

麻黄9克，白芍6克，干姜9克，五味子10克，桂枝9克，甘草、细辛各6克，半夏10克。

【用法】

水煎服，每日1剂，分早晚服。

【功效】

温肺化饮，治外寒内热引起的慢性支气管炎。

## ★黄芪、桔梗治慢性支气管炎

【配方】

黄芪15克，桔梗9克，沙参24克，茯苓10克，杏仁、紫菀各9克，百合、半夏各12克，甘草9克。

【用法】

水煎服，每日1剂，分2次服。

【功效】

补气平喘、止咳化痰，治慢性支气管炎。

## ★桃南瓜、五味子治慢性支气管炎

【配方】

桃南瓜1个，五味子3克，冰糖适量。

【用法】

挖去种子，装入五味子、冰糖。蒸半小时，取出五味子。每日服1个。

【功效】

治慢性支气管炎。

## ★干姜、干苏叶治慢性支气管炎

【配方】

干姜10克，干苏叶90克。

【用法】

水煎服。每日早、晚各服100毫升，10天为1疗程。间隔3天再服第2疗程。

【功效】

治慢性支气管炎。

## ★生鸡蛋、五味子治慢性支气管炎

【配方】
生鸡蛋7个，五味子250克，温水适量。

【用法】
将五味子和生鸡蛋同时放入温水盆内（以水面没过鸡蛋为宜）泡7～10天，待蛋皮软化后，取出鸡蛋，用滤出的药水把鸡蛋煮熟，去皮吃蛋。成人睡前1次服完，小儿酌减，7天服1次，3次为1疗程。一般2～3个疗程即可痊愈。

【功效】
治慢性支气管炎久治不愈者。

## ★山百部、白茅根治慢性支气管炎

【配方】
山百部、木贼草、麦冬、陈皮、枇杷叶各6克，白茅根30克。

【用法】
水煎服。每日1剂。

【功效】
治慢性支气管炎。

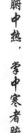

掌中热者腑中热，掌中寒者腑中寒

## ★炒苏广、炒萝卜子治慢性支气管炎

**【配方】**

炒苏广、炒萝卜子各9克，白芥子15克。

**【用法】**

上药共捣末，以绢袋包之，水煎服。每次服半碗，每日2次。甚效。

**【功效】**

治老年慢性支气管炎。

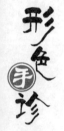

## ★向日葵花治慢性支气管炎

**【配方】**

向日葵花2朵，冰糖适量。

**【用法】**

先将向日葵去籽，再加冰糖炖服。

**【功效】**

治慢性支气管炎引起的咳喘。

## ★鲜山药、甘蔗汁治慢性支气管炎

**【配方】**

鲜山药适量，甘蔗汁半杯。

【用法】

将鲜山药捣烂和甘蔗汁和匀。炖熟服之，每日服2次。

【功效】

治咳嗽痰喘之老年慢性支气管炎。


## ★鸭梨、鲜藕治慢性气管炎

【配方】

鸭梨20个，生姜300克，鲜藕1 000克。

【用法】

熬汁后加冰糖400克，浓缩成膏，早、晚分服。

【功效】

治慢性支气管炎。


## ★白扁豆、莲肉治慢性气管炎

【配方】

白扁豆、莲肉、杏仁、桂圆、百合、贝母、沙参、枇杷叶各15克。

【用法】

加水煮汁，药汁加粳米80克熬粥，分早晚服。

【功效】

治慢性支气管炎。

掌中热者腑中热，掌中寒者腑中寒

## ★竹茹、蒲公英治慢性胃炎

**【配方】**

竹茹12克，芦根30克，麦冬、蒲公英各15克，枳壳、石斛各10克，薄荷6克，白芍12克，甘草6克。

**【用法】**

水煎300毫升，早晚分2次饭前温服，每周服5剂。

**【功效】**

理气止痛，轻清凉润，治慢性浅表性胃炎。

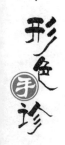

## ★华叶跌打皮治慢性胃炎

**【配方】**

华叶跌打（皮）30克，七叶一枝花30克。

**【用法】**

华叶跌打刮去粗糙皮层，七叶一枝花洗净泥土，混合晒干研粉，开水冲服，每日3次，每次5克。

**【功效】**

此方止血、消炎、健胃、镇痛。治疗寒热胃炎、胃痛、胃出血均有很好的疗效。

## ★猪肚汁、绿豆粉治胃肠炎

【配方】

新鲜猪胆汁100毫升，绿豆粉500克。

【用法】

上药混合拌匀，制成丸如梧子大。成人每服6～9克，儿童1克，日
服3～4次。

【功效】

治急性胃肠炎、腹泻。

## ★瓦楞子、高良姜治胃炎

【配方】

瓦楞子9克，香附、甘草各6克，高良姜3克。

【用法】

将瓦楞子煅透，再与其他药共粉碎为末。每次6克，每日2次，温
开水冲服。

【功效】

治慢性胃炎。温中健胃，行气止痛。

## ★党参、干姜等治急性胃炎

【配方】

党参15克，干姜、附子、诃子、乌梅、神曲、白术、山楂各9克。

【用法】
水煎服。每日1剂。

【功效】
治急性胃炎。


### ★核桃、白酒治慢性胃炎

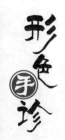

【配方】
青绿嫩核桃10个，白酒500毫升。

【用法】
将核桃捣烂泡于酒中，10天后内服，每次服20克，每日3次。

【功效】
有消炎、行气、镇痛的功效。治疗慢性胃炎之吞酸，吐清口水，胃剧烈疼痛均有较好的疗效。


### ★猪血粉治胃滞胀满

【配方】
猪血（不着盐）适量。

【用法】
去水晒干，研为细末。每服6～9克，酒服，取泄。

【功效】
治中满腹胀。旦食不能暮食。

## ★枸杞治慢性萎缩性胃炎

【配方】

宁夏枸杞若干克。

【用法】

将上好的宁夏枸杞洗净、烘干打碎。每日20克，分2次空腹嚼服，2个月为1疗程。

【功效】

治慢性萎缩性胃炎。

## ★藿香治恶心吐酸

【配方】

藿香、诃子、白豆蔻各6克。

【用法】

共研末，每服3克，姜汤送下。

【功效】

治恶心、吐酸。

## ★陈醋、老生姜治胃寒

【配方】

上好陈醋500克，老生姜100克。

【用法】

将醋倒入有盖的容器里，将生姜洗净切片，放入醋中，泡2天后即成。每天吃醋泡姜2～3次，每次2～3片。

【功效】

治胃寒。

## ★陈皮、葱白治胃痛

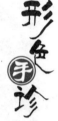

【配方】

陈皮20克，香附子15克，葱白10茎，生姜6克，鸡肉60克。

【用法】

将鸡肉切成1厘米见方的丁，备用，再将陈皮洗净，香附醋炒，放入沙锅中煎取药汁200毫升，把生姜切成粒，葱切成丝，再把鸡肉，药汁同放入铁锅闷煮。先以武火烧沸，酌加料酒，味精、酱油炒拌即成。吃时，以沸米酒50毫升，边饮酒，边吃鸡丁。须开怀食饮。

【功效】

治肝气郁滞之胃痛。

## ★仙人掌、牛肉治胃痛

【配方】

取仙人掌30～40克，牛肉70克。

【用法】

将仙人掌细切，与牛肉共炒，服牛肉和仙人掌。

【功效】

治胃痛。

## ★小茴香、胡椒治胃痛

【配方】

小茴香10克，胡椒12克。

【用法】

以上两味药共为细面，酒糊为丸，每服3～6克，温酒送下。

【功效】

散寒理气止痛，治胃寒疼痛。

## ★柴胡、当归等治胃痛

【配方】

柴胡、当归、白芍各15克，茯苓20克，甘草5克，白术15克，薄荷2.5克。

【用法】

共研为散调服。

【功效】

治胃痛。

## ★生白芍、蒲公英治胃痛

【配方】

蒲公英30克，生白芍10克，陈皮8克，红花8克，生甘草6克，徐长卿12克，大贝母12克。

【用法】
水煎服，每日1剂，分2次服。

【功效】
安胃，止痛，散结。治胃脘痛，滞胀纳呆属气滞络阻者。

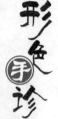

## ★肉桂、猪肚治胃痛

【配方】
胡椒15克，白术、葱头各15克，肉桂9克，猪肚1个，食盐适量。

【用法】
将猪肚洗净，再把药料拌适量盐，填入猪肚中，放入沙锅，加适量的水，先用武火煮沸，再用文火至猪肚烂熟，空腹时吃猪肚，饮汤。每次一小碗，每日2～3次。

【功效】
虚寒性胃痛。

## ★鲫鱼、生姜、橘皮治胃痛

【配方】
鲫鱼250克，橘皮20克，生姜30克，胡椒3克。

【用法】
鲫鱼去鳞、鳃、内脏，洗净；生姜洗净，切片，与橘皮、胡椒同包扎在纱布袋中，填入鱼肚，置入锅内，加水适量，小火煨熟，加盐少许，空腹饮汤食鱼，每日2次。

【功效】

感寒后之胃部疼痛。

## ★鲜豌豆、泡青菜、瘦猪肉治胃痛

【配方】

鲜豌豆400克，瘦猪肉100克，泡青菜150克，胡椒面1.5克，味精1克，精盐5克，鲜汤1 000克。

【用法】

将泡青菜切成细丝，猪瘦肉亦切成丝，再用清水150克浸泡在碗内，鲜嫩豌豆入沸水锅内焯至软熟，再将炒锅置旺火上，放入鲜汤、泡青菜、豌豆、精盐烧沸，捞于汤碗内，最后把肉丝连同清水一起倒入锅内烧沸，捞净浮沫后，加入酱油、胡椒面、味精，倒在碗内即成。于饭前后饮此汤1小碗。

【功效】

治胃阴不足所致的胃脘痛。

## ★槟榔、陈皮治胃痛

【配方】

槟榔200克，丁香、豆蔻、砂仁各10克，陈皮20克，盐100克。

【用法】

诸味同置锅内，加水适量，文火煎熬至药液干涸，停火待冷却后，将槟榔用刀剥成黄豆大小的碎块，饭后口含少许。

【功效】

治食积胃痛。


## ★附片、羊肉治胃痛

【配方】

附片30克，羊肉2 000克，胡椒6克，生姜、葱段各50克，食盐10克。

【用法】

将附片装入纱布袋，扎口；羊肉洗净，入沸水锅内，加姜、葱各25克，焯至缎红色，捞出，剔去骨，将肉切成2.5厘米见方的块，再放清水中漂去白水，骨头拍破，余姜洗净拍破，葱洗净捆缠成束；另将沙锅注入清水，置于火上，下姜、葱、胡椒、羊肉、羊骨、附片，烧沸 30分钟后，文火炖至羊肉熟烂（2～3小时），取出附片，分盛碗内，再分别盛入羊肉，倾入汤，佐餐食。

【功效】

暖胃除胀，治脾胃虚寒之胃胀痛。


## ★人参、白术治胃痛

【配方】

人参、青皮、陈皮、丁香各7克，炮附子、苹果仁、炮干姜各4克，白术5克，生姜3片，姜制厚朴、制甘草各2克，红枣2枚。

【用法】

水煎服，每日1剂，分2次服。

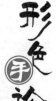

【功效】

温中祛寒，治胃脘部胀满疼痛。


## ★马齿苋野荠菜治急性胃肠炎

【配方】

白萝卜干20克，马齿苋、野荠菜各50克，生姜3片。


【用法】

水煎服，每日1～2次。


【功效】

清热利湿。治温热型急性胃肠炎。


## ★鲜火炭母、猪血治急性胃肠炎

【配方】

鲜火炭母60克（小儿减半），猪血150～200克。


【用法】

清水适量煲汤，用食盐少许调味，饮汤食猪血，但要注意肠炎腹泻者只饮汤，不吃熟猪血。


【功效】

清热解毒、消胀满、利大肠，适用于急性胃肠炎。

## ★鲜鸡矢藤叶、大米治急性胃肠炎

【配方】

鲜鸡矢藤叶60克，大米30克。

【用法】

清水泡软大米，然后与鸡矢藤叶一起放入沙锅内捣烂，加水和红糖适量煮成糊食。

【功效】

解暑除湿、祛风解毒、健脾导滞，适用于急性胃肠炎。

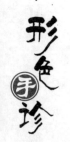

## ★木棉花治急性胃肠炎

【配方】

木棉花30～50克，白砂糖适量。

【用法】

用清水2碗半煎至1碗，去渣饮用。

【功效】

利湿清热，治急性胃肠炎。

## ★韭菜治急性胃肠炎

【配方】
连根韭菜适量。

【用法】

洗净捣烂取汁约100毫升，温开水冲服，每日2～3次，连服3～5日。

【功效】

温阳祛寒，适用于虚寒所致的急性胃肠炎。

## ★龙眼核治急性胃肠炎

【配方】

龙眼核(即桂圆核)适量。

【用法】

将龙眼核焙干研成细粉。每日2次，每次25克，白开水送服。

【功效】

补脾和胃。治急性胃肠炎。

## ★艾叶、生姜治急性胃肠炎

【配方】

艾叶9克，红茶叶6克，生姜2片。

【用法】

将前药一起煎水服用，每日2～3次；或将茶叶等量研成细末，用生姜煮水送服，每次6克，每日3次。

【功效】

散寒利湿，治寒湿型急性胃肠炎。

## ★陈皮、川楝子治慢性胃炎

【配方】

陈皮10克，青皮9克，川楝子6克，丹皮9克，黄连5克，栀子6克，蒲公英、白芍各9克，元胡索10克。

【用法】

水煎服，每日1剂，每日3次。

【功效】

清胃疏肝，治肝胃郁热所致的慢性胃炎。

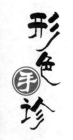

## ★香附、绿梅花治慢性胃炎

【配方】

柴胡10克，香附6克，绿梅花9克，佛手15克，枳壳、陈皮各6克，白芍10克，甘草6克。

【用法】

水煎服，每日1剂，分2次服。

【功效】

疏肝和胃，适用于肝胃不和所致的慢性胃炎。

## ★糯米、莲子治慢性胃炎

【配方】

莲子50克，糯米50克，红糖1匙。

**【用法】**

将莲子用开水泡胀，剥皮去心，入锅内加水煮30分钟后加粳米煮沸，慢火炖至米烂莲子酥，早餐服食。

**【功效】**

温胃祛寒，适用于虚寒所致的慢性胃炎。

## ★柴胡、炙甘草治漫性胃炎

**【配方】**

柴胡6克，香扁豆、炒黄芩、炒白术、炒白芍各9克，炙甘草3克，苏梗6克，制香附、制延胡各9克，八月札15克，炒六曲、香谷芽各6克。

**【用法】**

水煎，每日服1剂，分2次服，饭后1小时温服。

**【功效】**

调肝和胃、健脾安中，治慢性胃炎。

## ★芸豆、红枣治慢性胃炎

**【配方】**

芸豆500克，红枣250克，红砂糖150克，糖桂花适量。

**【用法】**

将芸豆以水泡发后，放在锅内加水适量，煮至烂，待冷却后包在洁净的布里揉搓成泥，备用；把红枣以水洗后除核，煮烂，趁热加红砂糖150克，糖桂花适量，拌压成泥冷却后备用；再把芸豆泥摊在案板上，用菜刀手抹成等厚的长片，上面再摊拌一层枣泥，纵向卷起，垂直方向切成"回"形卷块，即可食用。

【功效】

补脾益胃，治脾胃虚弱所致的慢性胃炎。


## ★沙参、麦冬治慢性胃炎

【配方】

沙参10克，玉竹12克，麦冬15克，石斛、百合各10克，山药、扁豆各12克，白芍9克，川楝子12克。

【用法】

水煎服，每日1剂，分2次服用。

【功效】

益胃养阴，治胃阴不足所致的慢性胃炎。


## ★珍珠粉、广木香治胃及十二指肠溃疡

【配方】

珍珠粉50克，广木香50克，人工牛黄粉10克。

【用法】

研极细末和匀，用胶囊装每粒0.5克，每服2粒，每日3次，食前1小时温开水送下。连服4周为1个疗程。如1个疗程溃疡尚未愈合可继续用。如上腹疼痛较重时方中加延胡索50克。

【功效】

治胃及十二指肠溃疡、慢性胃炎所致胃热气滞之上腹疼痛或胀满

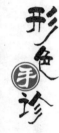

嗳气、嘈杂泛酸者。

【注意事项】
避免忧思恼怒七情刺激，忌食生冷酸辣油腻及不易消化之食物，注意勿过饱过饥，暴饮暴食以防复发。


## ★猪肚、鲜姜治溃疡病

【配方】
猪肚（猪胃）1个，鲜姜250克。

【用法】
将猪肚洗净，装入切成片的鲜姜，扎好，放入沙锅内用文火煨熟，然后去姜。猪肚切丝，拌酱油吃，汤亦同饮。每个猪肚分3天吃完，可连续吃10个。

【功效】
温中养胃。治胃及十二指肠溃疡。


## ★鲜藕汁、三七粉治溃疡病

【配方】
鲜藕汁1小杯，生鸡蛋1个，三七粉5克。

【用法】
将藕汁加水适量，煮沸，加入三七粉与生鸡蛋，调匀，制成汤，可加少量盐和油，佐餐，每天2次。

【功效】
养阴益胃，治阴虚所致的胃及十二指肠溃疡。

掌中热者腑中热，掌中寒者腑中寒

## ★洋白菜治胃溃疡疼痛

**【配方】**

洋白菜(甘蓝、圆白菜、包心菜)。

**【用法】**

将洋白菜洗净,捣烂取汁。每次饮半茶杯。

**【功效】**

清热散结。治胃及十二指肠溃疡疼痛,也是胃癌的预防药。

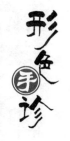

## ★白术、干姜治十二指肠溃疡

**【配方】**

白术12克,桂枝6克,干姜10克,茯苓9克,半夏、陈皮、枳实各6克。

**【用法】**

水煎服,每日1剂,分2次服。

**【功效】**

温饮化痰,治痰湿内阻所致的溃疡病。

## ★土大黄、三七治溃疡出血

**【配方】**

土大黄(大黄亦可)30克,白及30克,三七10克。

【用法】

研极细末，每服5～10克，日3次，凉开水送下。大便干或秘结者用大黄，大便稀者用土大黄，嘈杂泛酸者加乌贼骨30克共研。

【功效】

土大黄凉血止血，白及收敛生肌止血，三七祛瘀止血。大黄通便之力较土大黄为强但止血之力亦较强，乌贼骨制酸收敛。止血而无留瘀之弊。

【适应证】

胃、十二指肠溃疡出血，呕血，便血等均可。

【注意事项】

大便转为黄色，潜血试验阴性后须继续服药3～4天以巩固疗效。

## ★炒白术、醋煅大黄炭治溃疡病

【配方】

制附片、炒枳壳、炒白术、香会末、高良姜、干姜炭各10克，醋煅大黄炭6克。

【用法】

水煎两次混合均匀，每日分3次饭后服用。

【功效】

湿中散寒，行气止痛，治慢性胃炎、胃及十二指肠溃疡病。

## ★芦荟、烧酒治十二指肠溃疡

【配方】
芦荟叶、浇酒、蜂蜜适量。

【用法】
取芦荟叶，去刺，细捣，加其1倍的烧酒和四分之一烧酒量的蜂蜜，放置20天便成芦荟。芦荟酒越陈越好。每次1酒盅，每日服3次。

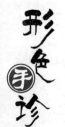

【功效】
长期服用，可根治十二指肠溃疡。

## ★陈皮、生甘草治胃及十二指肠溃疡

【配方】
陈皮6克，生甘草12克，蜂蜜60毫升。

【用法】
先煎前2味药至200～400毫升，冲入蜂蜜，每日分3次服。

【功效】
治胃及十二指肠溃疡。

## ★蜂蜜治胃及十二指肠溃疡

【配方】
蜂蜜适量。

## 【用法】

每次饭前1个半小时或饭后3小时服用，坚持1疗程（2个月），治愈率可达80%左右。

## 【功效】

润肠通便。对胃及十二指肠溃疡有较为明显的疗效。它不仅能健胃、润肠和通便，还能抑制胃酸分泌，减少胃黏膜的刺激而缓解疼痛。

## ★蒲黄、五灵脂治十二指肠溃疡

## 【配方】

蒲黄9克，五灵脂12克，延胡索10克，赤芍、丹参各9克，檀香、砂仁各6克，枳壳9克。

## 【用法】

水煎服，每日1剂，分2次服。

## 【功效】

活血通络，治血瘀络阻所致的溃疡病。

## ★鸡蛋壳、延胡索治胃及二十指肠溃疡

## 【配方】

鸡蛋壳、延胡索等份。

## 【用法】

共研细末。每日2次，每次服5克。

掌中热者腑中热，掌中寒者腑中寒

【功效】

治胃及十二指肠溃疡之吐酸、疼痛。

## ★瘦猪肉、鲜仙人球治胃下垂

【配方】

瘦猪肉30～50克，鲜仙人球50～60克。

【用法】

先将瘦猪肉剁碎制成肉饼后，与仙人球一起煮熟，晚上睡前顿服，每日1剂。1个月为1个疗程，可连服2～3个疗程。

【功效】

治胃下垂。

## ★猪肚、白胡椒治胃下垂

【配方】

猪肚250克，白胡椒15克。

【用法】

猪肚洗净切片，同白胡椒共煮熟后分2或3次食用。

【功效】

补益脾胃。治胃下垂及胃寒疼痛。

【注意事项】

牛肚可代替，功效相同。

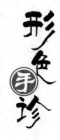

## ★五倍子、蓖麻子仁治胃下垂

【配方】

五倍子、蓖麻子仁各1.5克。

【用法】

共研成细末，水调成糊状，备用。敷于疼痛中心处，再用胶布固定。贴后每日早、晚用热水袋熨5～10分钟，第4天晨揭去膏药。休息1天，再贴第二疗程，连续6次可治愈。

【功效】

治胃下垂。

## ★肉桂、炒五倍子等治胃下垂

【配方】

肉桂1克（刮去粗皮），炒何首乌3克，炒五倍子2克。

【用法】

将上药分别研为细末，混匀，用凉开水送服，每日1剂，20天为1个疗程。

【功效】

治胃下垂。

## ★野山楂、苏枳壳治胃下垂

【配方】

野山楂15克，苏枳壳25克。

【用法】
用水煎，去渣，每日分2次服，要持续使用才有效。

【功效】
治胃下垂。

## ★人参、苍术等治胃下垂

【配方】
人参、砂仁各30克，陈皮20克，苍术60克，九香虫30克。

【用法】
共研细末装入胶囊，每日3次，每次服2克。

【功效】
治胃下垂。

## ★云苓、党参等治胃下垂

【配方】
云苓25克，当归、党参、山药、黄芪、山楂各15克，枳壳、柴胡、白术、郁金、鸡内金各12克，陈皮、升麻、甘草各9克，大枣10枚。若痛甚者，加元胡12克；若肝脾下垂者，加鳖甲31克，若溃疡者，加白及12克，乌贼骨15克。

【用法】
将上药水煎，每日1剂，分2次服用。

【功效】
治胃下垂。

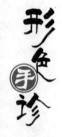

## ★何首乌、五倍子等治胃下垂

【配方】

何首乌30克，肉桂1克，五倍子2克。

【用法】

为末。分3次冲服，每日1剂。

【功效】

治胃下垂。

## ★虎杖根、北五味子治慢性肝炎

【配方】

虎杖根500克，北五味子250克，蜂蜜1 000克。

【用法】

将虎杖、五味子洗净，用沙锅加水浸泡半小时，水量以浸没药物为度，中火煎沸后，改用小火煎半小时，等剩下1大碗药液时，滤出头汁；再加水2大碗，煎二汁，约剩下1大碗药液时，滤出，弃渣；最后将头、二汁及蜂蜜一起倒入大沙锅内，小火煎沸5分钟后，离火，冷却，装瓶，盖紧，每日3次，每次1匙，饭后开水冲服，2个月为1疗程。

【功效】

治慢性肝炎。利湿，柔肝解毒、去疹止痛。

## ★巴戟天、仙灵脾治慢性肝炎

【配方】

巴戟天15克，菟丝子、桑寄生、丹参各30克，仙灵脾15～30克，虎杖15～30克，陈皮6克，黄芩15～20克。

【用法】

水煎服，每日1剂，分2次服。

【功效】

治疗乙型慢性肝炎，助肾健脾，化湿活血。

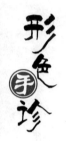

## ★盐杏仁结齿防龋

【配方】

盐120克（烧过），杏仁30构（汤浸去皮尖）。

【用法】

将药研成膏、每用揩齿。

【功效】

使牙齿白净，防龋。

## ★茶叶漱口爽口洁齿

【配方】

茶叶（红、绿、花茶均可）。

【用法】

开水冲泡，以浓为佳。漱口。

【功效】

去油污，爽口腔，除杂滓。可使口腔清爽，提神醒脑。

## ★陈醋除牙垢、牙结石

【配方】

老陈醋1瓶。

【用法】

每晚刷牙前，含半口食醋，让醋在口腔里蠕动2～3分钟，然后吐出，再用牙刷刷牙（不用牙膏），最后用清水漱净。一般2～3天见效，最多进行8次，即可除去牙垢、牙结石。

【功效】

除牙垢牙结石。

## ★升麻等洁齿白牙

【配方】

升麻15克，白芷、藁本、细辛、沉香各1克，寒水石（研）2克。

【用法】

上件捣碎成粉过筛，每朝将杨柳枝头咬软，点取药揩齿。

【功效】

令齿香而光洁。

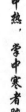

掌中热者脐中热，掌中寒者脐中寒

## ★醋浸白术治雀斑

【配方】

醋500克，白术50克。

【用法】

用醋浸泡白术7天。以醋涂擦面部，日数次，应连续使用。

【功效】

消斑洁面。治黑斑、雀斑。

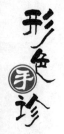

## ★糯米、碱面等祛雀斑

【配方】

糯米30粒，生石灰半酒杯，碱面6克。

【用法】

先将碱用温水溶化，然后倒入石灰内拌匀成泥状，再倒入另一稍大的杯中，将糯米扎入石灰泥内1/2，把石灰泥杯覆盖在潮湿地上，12小时后，糯米已熟，将上半部熟米调匀成膏。用时针挑此膏点涂在雀斑上。涂后稍有痒痛感，约10分钟可消失。

【功效】

祛黑消斑。治雀斑。

## ★蜂蜜养肤化斑

【配方】

蜂蜜（以天然未经加工的为佳）。

【用法】

搅匀。涂于斑点处。

【功效】

蜂蜜含有蛋白质、多种矿物质、天然香料、色素、有机酸、多种酶、多种维生素等，对治疗面部皮肤粗糙、黄褐斑、老人斑有一定的作用。

## ★杏仁、鸡蛋清美面消斑

【配方】

杏仁，鸡蛋清，白酒。

【用法】

杏仁浸泡后去皮，捣烂如泥，加入蛋清调匀。每晚睡前涂搽，次晨用白酒洗去，直至斑退。

【功效】

杏仁含杏仁苷、脂肪油、杏仁油及葡萄糖等，蛋清含多种维生素、烟酸，都有促进皮脂腺分泌，滋润皮肤之作用。适于治面部黑褐斑及面暗无光泽。

## ★乌喙等祛风除湿

【配方】

乌喙、莽草、续断、细辛、辛夷、泽泻、白术、防风、百南草、白芷各60克，柏叶、竹叶（切）各75克，猪脂2 500毫升，生麻油2 500毫升。

**【用法】**

前12味，先以米醋浸渍1宿，再用油脂煎，待白芷色黄即膏成，滤去渣，使用时先洗净头发，以本膏涂之。

**【功效】**

此方祛风除湿、芳香化浊、养阴润燥，解毒通络，治头风痒、白屑风。

### ★米泔清洁头发

**【配方】**

米泔1盆。

**【用法】**

淘米时取第二次淘为水，用以沐发，然后再用温水清洗一遍。

**【功效】**

此方能清热凉血、除污去垢、清洁头发，龙适宜于风热头屑及油性头发。

### ★瓦松治头痒白屑

**【配方】**

瓦松。

**【用法】**

晒干，烧成灰，用两三层纱布把灰包起来，放在温度适宜的水中、揉捏，取汁洗头。

【功效】

此方可治头痒白屑，又能祛除垢腻。

## ★荆芥穗等治诸风多生白屑

【配方】

荆芥穗、莎草根（去毛）各150克，甘草（炙、切）105克，甘菊花（拣）15克，川芎、白芷、羌活（去茅头）、防风（去叉）各900克。

【用法】

上8味，捣为细末，炼蜜和匀，每30克分作1份，每服1份细嚼，菜酒任下，不拘时。

【功效】

此方主治诸风及沐发未干致头皮肿痒、多生白屑。

## ★藿香、鸡舌香等去白屑

【配方】

藿香、甘松香、甲香（炙）、鸡舌香、附子（炮）、续断、乌喙（炮）各15克，泽兰、防风、细辛、白术各12我，白芷、松叶、莽草各21克，柏叶（炙）24克，大皂荚（炙）1克，甘草（炙）6克，猪膏500克。

【用法】

前17味切细，用棉布包裹，在米醋中浸泡1宿，然后再用猪膏煎烈，待附子色黄时去渣，其膏即成。先用清水洗头，拭干后再涂敷此膏，并用于摩擦头皮，令药膏渐渗入头皮。

 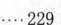

【功效】

此方可疗头风，去白屑，长发，令发乌又滋润。


## ★当归、黄柏等治冻耳而有溃烂者

【配方】

当归、黄柏各30克，麻油20毫升。


【用法】

将药和麻油混匀，放入铜器中，加热10分钟左右，然后下适量蜂蜡，待蜡熔化，即可将油收起，待冷后成软膏，再用时先以浓茶或甘草汤洗净耳部，拭干，然后再涂本膏，每日1～2次。


【功效】

此方适用于冻耳而有溃烂者。

# 后 记

　　两年前，天津人体科学学会的几位同志，一见面就谈论给人看手诊的体会和遇到的复杂手征问题。特别是在天津市第二届气功学术讨论会上，手诊问题一提出就立即受到与会同志的欢迎，希望能将形色手诊的有关知识介绍给大家。这一意见迅即引起学会领导的重视。

　　去年学会领导，副秘书长赵静同志告知，学会领导同意成立形色手诊研究小组，开展形色手诊的研究工作。

　　开始时，形色手诊研究小组由天津工经协会常务干事、高级讲师杨旭同志、《中国军转民报》天津站记者程绍国同志、南开大学化学系副教授陈进生同志、天津体育学院教授蒋冠琳同志、南开大学生物系讲师赵静同志、中国武术名家沙国政弟子赵振忠同志所组成。经过一段时间的研究工作，大家发现形色手诊的研究是相当复杂的，涉及到诸多学科。所以，在研究中又吸收了任庭娴、杨方凌两同志，这样使形色手诊在多学科的综合研究方面有了可靠的基础。

　　在研究中大家吸收了祖国医学、中国古典哲学思想和佛、道、儒家学说中对形色手诊有用的东西，保留了其科学的成分，摒弃了封建性的糟粕，经一年来的研究，终于摸索和总结出一套较为完整的形色手诊的理论体系和诊病方法。并将其理论和方法应用到实践中去，收到了较好的效果。

　　通过研究，大家感到有必要将形色手诊整理成册，贡献给大家。学会领导也建议尽快编写，组织出版。这时，大家才感到必须赶快动笔，拿出像样的《形色手诊》书稿。

　　经商定，先由杨旭、程绍国、陈进生三人拟定章节内容和脱稿时间，再以杨、程、陈为主，由任庭娴、赵静、杨方凌三人协助分头进行，突击撰写。经过一段时间的连续奋斗，终于完成了《形色手诊》的编写工作。交出版社出版。

在此书稿即将付梓之际，由于我们对形色手诊的研究不深不透，其缺点和不足，甚至谬误在所难免，希望海内同道，不吝赐教，给予批评指正。我们将不胜感激。

编　者

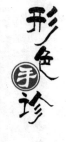